实用盆底超声诊断学

名誉主编　田家玮　郑荣琴

主　　编　张新玲

副 主 编　黄泽萍　毛永江

编　　者（以姓氏笔画为序）

王巧缘（中山大学附属第三医院）　　　　张新玲（中山大学附属第三医院）

王旭东（哈尔滨医科大学附属第二医院）　陈　莹（中山大学附属第三医院）

毛永江（中山大学附属第三医院）　　　　武佳薇（中山大学附属第三医院）

田家玮（哈尔滨医科大学附属第二医院）　周　敏（GE 医疗）

曲恩泽（中山大学附属第三医院）　　　　郑志娟（中山大学附属第三医院）

肖　汀（佛山市第一人民医院）　　　　　钟钧琳（中山大学附属第三医院）

张　曼（中山大学附属第三医院）　　　　徐　净（中山大学附属第三医院）

张　婷（中山大学附属第三医院）　　　　黄泽萍（中山大学附属第三医院）

张娈景（中山大学附属第三医院）　　　　黄淑卿（江门市五邑中医院）

张奥华（中山大学附属第三医院）　　　　曹君妍（中山大学附属第三医院）

人民卫生出版社

图书在版编目（CIP）数据

实用盆底超声诊断学 / 张新玲主编 . —北京：人
民卫生出版社，2018
ISBN 978-7-117-27411-1

Ⅰ.①实…　Ⅱ.①张…　Ⅲ.①骨盆底 – 骨疾病 – 超声
波诊断　Ⅳ.①R681.604

中国版本图书馆 CIP 数据核字（2018）第 282399 号

| 人卫智网 | www.ipmph.com | 医学教育、学术、考试、健康，
购书智慧智能综合服务平台 |
| 人卫官网 | www.pmph.com | 人卫官方资讯发布平台 |

实用盆底超声诊断学

主　　编：张新玲
出版发行：人民卫生出版社（中继线 010-59780011）
地　　址：北京市朝阳区潘家园南里 19 号
邮　　编：100021
E - mail：pmph @ pmph.com
购书热线：010-59787592　010-59787584　010-65264830
印　　刷：北京华联印刷有限公司
经　　销：新华书店
开　　本：889×1194　1/16　　印张：11
字　　数：333 千字
版　　次：2019 年 6 月第 1 版　2025 年 3 月第 1 版第 10 次印刷
标准书号：ISBN 978-7-117-27411-1
定　　价：98.00 元

打击盗版举报电话：010-59787491　E-mail：WQ @ pmph.com
（凡属印装质量问题请与本社市场营销中心联系退换）

女性盆底功能障碍性疾病是指盆底肌肉、筋膜、韧带等支持结构受损而导致的一系列临床症候群，如压力性尿失禁、子宫等盆腔脏器脱垂等。由于受生育、疾病、衰老、手术等因素影响，我国成年女性盆底功能障碍性疾病发生率高达30.9%，严重影响她们的健康和生活质量，已成为妇科泌尿学诊治的重点疾病之一。国际社会对该类疾病的诊治高度关注，各国已把妇女的健康水平作为实现公共卫生均等化的一项重要指标，作为衡量一个国家、地区经济发展和文明程度的刚性指标。

三维/实时三维超声是诊断盆底功能障碍性疾病首选的影像学方法，其不仅实时、简便、准确性高，还可以在患者出现临床症状前发现盆底结构的形态学改变，进行早期诊断。在部分国家，盆底超声技术已经常规应用于女性盆底功能障碍性疾病的诊断及手术的疗效评价，但我国各大医院对于该项技术的研究及应用尚处于起步阶段，故迫切需要一本集基本检查规范、应用于一体的参考书。主编张新玲主任医师以敏锐的目光，瞄准盆底超声这一具有应用前景的新领域，潜心学习、钻研。2012年她师从世界著名妇科泌尿学专家、盆底超声创始人、悉尼大学的Hans Peter Dietz教授，学成回国后积极开展并推广盆底超声检查新技术，注重经验积累及总结，近几年她又将新知识、新观点及更多的超声检查经验进行梳理、提炼、总结，推出了《实用盆底超声诊断学》这本力作。

该书内容翔实丰富、涵盖知识面较广，不仅对盆底超声工作者关注的超声检查方法及规范化做了详尽介绍，还对目前盆底病变的研究热点做了阐述，如：妇科泌尿学医生关注的尿失禁及脏器脱垂的超声诊断；产科、老年医学科及康复科等医生关注的超声产时监测分娩及产后盆底康复进行了探讨，并配以丰富的病例图片及说明、简单预后分析；还对同行们关心的病史记录及报告书写问题做了说明。该书能为广大从事盆底病变诊断及治疗的同行提供简单而实用的信息，同时填补了国内该领域的空白，这也是我阅读此书并承诺做序的感受。

总之，本书迎合了当今盆底功能障碍性疾病病变诊治领域的潮流，全面、客观、翔实地反映了现有盆底超声领域的成果，理论联系实际，深入浅出，实用性强，图文并茂，装帧精美。故推荐作为广大从事泌尿、妇产、超声、盆底康复、老年医学及对盆底领域感兴趣的其他学科医师和相关人员的重要参考书。

中华医学会超声专委会副主任委员兼妇产学组组长

中国医师协会超声分会副会长

田家玮

2019年3月

女性盆底功能障碍性疾病发生率高，被称为严重影响女性生活质量的五大慢性病之一，国内外同行均对该病给予了极大的关注。随着盆底外科手术及盆底康复技术的快速发展，盆底影像学应用受到了高度重视，尤其是盆底超声检查技术，不仅可帮助临床医生了解盆底功能障碍的解剖学改变，对病因及病变程度做出判断，协助诊疗方案的制订；还可以对治疗的效果进行评估，实时、简便、准确性高，具有其他检查技术无可比拟的优势。

目前，国内关于盆底超声的研究刚刚起步，在这一领域，尚缺少全面、系统介绍盆底超声检查规范及应用的著作。鉴于此，本人于 2012 年前往悉尼求学，师从世界著名妇科泌尿学专家、盆底超声创始人 Hans Peter Dietz 教授，潜心学习，学成回国后积极开展并推广盆底超声新技术，同时非常注重经验的积累及总结。我们团队经过 7 年的不懈努力及临床应用实践，近 2 年的精心梳理、提炼及总结，有了《实用盆底超声诊断学》一书。

全书分为 12 章：第一章是总论，主要对目前盆底超声的应用情况进行总结，以便读者快速了解本领域的现状及进展；第二章关于检查技术及仪器调节的阐述，方便操作者准确选择合适的检查条件并对图像进行优化；对于学习超声必备的盆底解剖基础知识，则在第三章中进行了简明扼要的介绍；接下来的两章则对检查适应证及规范化操作流程进行了详尽的讲解，非常方便初学者理解及掌握；关于前腔室、中后腔室异常、分娩相关的肛提肌及肛门括约肌损伤则按照统一体例，在后续几章从概况到应用做了一一阐述，并附大量病例图片，以便对照学习；而关于盆底超声产前观察、产时监测、产后评估及腹直肌分离的章节，系国内第一本关于盆底超声在该领域应用的著作，对科学研究感兴趣的同行或在读研究生不妨一读，可能会有所裨益，如若发现谬误也恳请告知我们；此外，本书还将与检查相关的病史采集进行了全面梳理，方便学习及推广；为了规范检查报告，本书特在第十二章奉上正常及异常检查报告如何书写的内容。

衷心感谢参加编写的各位专家教授，对本书的书写倾注了大量心血。我们团队在书稿编纂过程中，亦精心衡量所写内容，以期能满足读者的希冀与要求。但医学的发展日新月异，加之经验和精力有限，书中难免有不妥与疏漏，恳请读者批评指正，为此我们将深表谢意！

本书出版之际，恳切希望广大读者在阅读过程中不吝赐教，欢迎发送邮件至邮箱 renweifuer@pmph.com，或扫描封底二维码，关注"人卫妇产科学"，对我们的工作予以批评指正，以期再版修订时进一步完善，更好地为大家服务。

张新玲

2019 年 3 月

目录

第一章

盆底功能障碍概论

女性盆底结构复杂，主要由封闭骨盆出口的多层肌肉、筋膜、神经及盆腔脏器（膀胱、子宫等）组成，尿道、阴道和直肠贯穿其中。盆底支持结构的动态平衡是维持盆底功能的重要基础。当盆底支持组织出现缺陷、损伤及功能障碍时，引发的一系列疾病统称为盆底功能障碍性疾病（pelvic floor disorders，PFD），主要包括盆腔器官脱垂（pelvic organ prolapse，POP）、尿失禁（urinary incontinence，UI）和女性性功能障碍等，其中以 POP 与 UI 最为常见。

随着社会老龄化的进展和人们生活质量的提高，PFD 已成为全球关注的公共卫生问题。有研究指出，美国 PFD 的总患病率为 25%，尿失禁、粪失禁及盆腔器官脱垂的患病率分别为 17.1%、9.4% 及 2.9%。一份针对 16 个发展中国家女性的流行病学调查指出，盆腔脏器脱垂、尿失禁和粪失禁的平均发病率分别为 19.7%（3.4%~56.4%）、28.7%（5.2%~70.8%）及 6.9%（5.3%~41%）。在我国，仅压力性尿失禁（stress urinary incontinence，SUI）的患病率就高达 18.9%~28%。作为中老年女性的常见病和多发病，PFD 严重影响她们的健康和生活质量，已成为妇科泌尿学诊治的重点疾病之一。掌握女性盆底的正常解剖结构，是诊断、治疗和预防 PFD 的前提。

1992 年，Delancey 提出了阴道支持轴三水平的理论，将支持阴道的筋膜、韧带等结缔组织分为上、中、下三个水平，分别是主韧带—骶韧带复合体、肛提肌群、会阴体和括约肌，三个水平的缺陷可分别导致不同脏器的膨出或脱垂。接着 Delancey 又提出了"吊床假说"，他将固定尿道和膀胱颈的盆底肌肉、筋膜、韧带等比喻成"吊床"样结构，当"吊床"结构薄弱或被破坏时就可能会引发 SUI。Petros 和 Ulmsten 提出的盆底整体理论（integral theory），建立了定位结缔组织缺陷的"三腔室系统"（three compartment system），将盆腔分为前、中、后三个腔室。"三水平"和"三腔室"概念为盆底结构的观察和盆底损伤的精确定位提供了解剖学基础。

近年来，随着对 PFD 认识的深化，医务工作者对 PFD 诊断准确性提出了更高要求。既往对 PFD 的诊断主要是依据体格检查或妇科 POP-Q 评分检查结果，体格检查由于其干扰因素较多，诊断准确率不高，仅能作为初筛。尽管国际尿控协会公布的 POP-Q 分类法在 POP 临床诊断上具有一定的的价值，但是该方法不能判断阴道膨出物的内容，对于阴道、子宫以外盆腔器官的脱垂情况只能做出间接提示，因此，目前 POP-Q 评分在临床诊治 PFD 中所提供的信息尚局限，而盆底影像学研究的迅速发展弥补了临床检查的不足，目前用于诊断盆底功能障碍性疾病的影像学检查技术主要包括超声检查和磁共振成像（magnetic resonance imaging，MRI）。MRI 无电离辐射，软组织分辨力非常好，能够多参数成像，但是价格昂贵且无法实现真正的动态实时成像，并且禁用于幽闭症患者及装有心脏起搏器患者，因此在一定程度上限制了它在盆底检查中的应用。而超声检查具有实时、简单、无辐射、可重复性好、易于被患者接受且能动态成像等优点，在 PFD 检查中应用越来越广泛。传统的二维超声可以在矢状面、冠状面观察盆底结构，能对一些典型的盆底疾病做出诊断、对各脏器的位置及功能状态进行初步评估，但是二维超声无法显示轴平面，轴平面是观察盆底结构的重要平面。三维/四维超声技术的发展为观察盆底结构提供了更为直观、简便的方法。三维/四维超声能够自动获得容积数据,能够利用多种观察模式如容积渲染模式、超声断层成像模式及多平面等模式进行图像后处理,可以实现对图像任意层面、任意角度的观察,并可对不同状态下各盆腔脏器的功能进行评估,如盆底肌收缩性及延展性、盆膈裂孔大小、各脏器移动及结构变化情况等。同时,利用不同功能状态下所获得的各超声参数,如盆底肌应变率、膀胱、子宫、直肠位置、膀胱颈移动度、尿道旋转角、膀胱尿道后角、尿道内口漏斗形成等,实现了PFD的量化评估,为临床诊断及评估提供更为客观的依据。

在SUI的诊断方面,学者们对超声诊断SUI进行了大量的研究与验证,认为盆底超声是诊断SUI的良好方法,膀胱颈移动度、膀胱尿道后角、尿道旋转角及尿道内口漏斗化等可作为辅助诊断SUI的指标,且可重复性好;此外,该项检查与尿动力学检查亦有较高的一致性。三维/四维超声的发展,为观察膀胱颈及尿道内口漏斗提供了更为准确、便捷的方法。容积数据可以通过三个正交平面的显示,A平面(正中矢状切面)、B平面(冠状面)及C平面(横切面),任意旋转三个平面的方向来观察膀胱颈位置及判断有无尿道内口漏斗形成、膀胱尿道后角有无开放等,进而提高SUI诊断的敏感性。

在POP的诊断方面,2001年Dietz等提出以耻骨联合后下缘水平线为盆腔脏器脱垂程度量化评估的参考线,当盆腔脏器最低点平参考线或位于该参考线以下则诊断为脱垂。盆底超声能直观量化评估盆腔器官脱垂的程度,与POP-Q评分评估POP具有较好的相关性,而且重复性好,值得在临床应用及推广。除了采用盆底超声测量盆腔脏器的位置来评估POP,目前还常应用三维盆底超声测量肛提肌裂孔大小来评估POP及其术后复发情况。盆底超声还可对不同类型的膀胱膨出作出识别,为临床医生制订合理的手术方案提供有力指导。过去临床上常将阴道后壁膨出简单定义为"直肠膨出",事实上阴道后壁膨出可由至少五种不同的解剖学异常引起,包括真性直肠膨出、会阴过度运动、肠疝、直肠小肠疝及直肠内肠套叠,盆底超声对这五种疾病的诊断与鉴别具有独到的优势,可为临床制订合理的治疗方案提供依据。

盆底肌损伤特别是肛提肌损伤与POP显著相关,肛门括约肌的损伤与粪失禁密切相关,故而盆底肌损伤的早期筛查非常重要。经会阴或经阴道二维

超声可以用于评估肛提肌及肛门括约肌缺损,但存在一定的假阳性及假阴性,故推荐采用三维超声来评估肛提肌及肛门括约肌的连续性,目前常用的有容积渲染模式和断层成像模式。容积渲染模式由于受三维容积重建所产生伪像的影响,容易出现假阳性结果,故常推荐断层成像模式评估盆底肌损伤,应用此法诊断肛提肌及肛门括约肌损伤的假阳性率低,是临床诊断肛提肌损伤的重要方法。

盆底超声作为评估吊带、网片等植入材料的重要影像学方法,在手术后的并发症及治疗效果的判断方面同样发挥着不可替代的作用,是目前评估植入材料的首选方法,尤其是三维/四维超声的应用,可以多切面、多角度显示吊带及补片的位置、形态等信息。因在CT/MRI中该类人工合成植入材料(如吊带、网片等)常难以显示,但在超声声像图上多表现为较易观察的强回声,故而与MRI相比,超声对于该类植入材料的观察更具优势。超声不仅可以在静息状态观察吊带及补片的位置、形态、走行,还可以动态评估其功能,对吊带及补片的断裂、移位、扭曲、折叠、侵蚀等情况的评估及各种手术并发症,如血肿、术后SUI及POP复发、排尿困难等的诊断具有重要的价值。

由此可见,超声检查尤其是三维/四维超声检查技术,不但在PFD的早期筛查及辅助诊断方面具有重要价值,而且在PFD的术前、术后评估方面同样重要,值得临床推广应用。

(肖汀 张新玲)

参考文献

1. Reigota RB, Pedro AO, De S, et al. Prevalence of urinary incontinence and its association with multimorbidity in women aged 50 years or older: A population-based study. Neurourology & Urodynamics, 2014, 35(1): 62-68.

2. Walker GJ, Gunasekera P. Pelvic organ prolapse and incontinence in developing countries: review of prevalence and risk factors. Int Urogynecol J, 2011, 22(2): 127-135.

3. 中华医学会妇产科学分会妇科盆底学组. 女性压力性尿失禁诊断和治疗指南(2017). 中华妇产科杂志, 2017, 52(5): 289-293.

4. DeLancey JO. Anatomic aspects of vaginal eversion after hysterectomy. Am J Obstet Gynecol, 1992, 166(6 Pt 1): 1717-1728.

5. Delancey JO. Structural support of the urethra as it relates to stress urinary incontinence: the hammock hypothesis. Am J

Obstet Gynecol,1994,170(6):1720-1723.

6. Petros PE,Ulmsten UI. An integral theory and its method for the diagnosis and management of female urinary incontinence. Scand J Urol Suppl,1993,153:1-93.

7. 刘菲菲,白云,应涛等.女性膀胱脱垂亚型的超声影像学初步研究.中华超声影像学杂志,2015,24(2):132-135.

8. Lemack GE. Urodynamic assessment of patients with stress incontinence:how effective are urethral pressure profilometry and abdominal leak point pressures at case selection and predicting outcome? Curr Opin Urol,2004,14(6):307-311.

9. Rahmanou P,Chaliha C,Kulinskaya E,et al. Reliability testing of urodynamics,pressure flow studies and cough leak point pressure in women with urodynamic stress incontinence with and without detrusor overactivity.Int Urogynecol J,2008, 19(7):933-938.

10. Dietz HP,Clarke B. The urethral pressure profile and ultrasound imaging of the lower urinary tract.Int Urogynecol J Pelvic Floor Dysfunct,2001,12(1):38-41.

11. 杨晓红,徐惠成,梁志清,等.超声对女性压力性尿失禁评价的初步研究.中国妇幼保健,2012,27(20):3101-3103.

12. Dietz HP,Haylen BT,Broome J.Ultrasound in the quantificationof female pelvic organ prolapse.Ultrasound Obstet Gynecol,2001,18(5):511-514.

13. Dietz HP,Haylen BT,Broome J. Uhrasound in the quantification of Female pelvic organ prolapse.Ultrasound Obstet Gynecol,2001,18(5):511-514.

14. 王慧芳,陈华,折瑞莲,等.经会阴超声评估前盆腔器官脱垂程度与临床盆底器官脱垂定量分期的相关性研究.中华超声影像学杂志,2013,22(8):684-687.

15. Andrew BP,Shek KL,Chantarasorn V,et al. Enlargement of the levator hiatus in female pelvic organ prolapse:Cause or effect?Australian & New Zealand Journal of Obstetrics &

Gynaecology,2013,53(1):74-78.

16. Dietz HP,Steensma AB. Posterior compartment prolapse on two-dimensional and three- dimensional pelvic floor ultrasound:the distinction between true rectocele,perineal hypermobility and enterocele. Ultrasound in Obstetrics and Gynecology ,2005,26:73-77.

17. Dietz HP,Simpson JM. Levator trauma is associated with pelvic organ prolapse.BJOG,2008,115(8):979-984.

18. Dietz HP,Shek KL.Levator detects can be detected by 2D translabial ultrasound.lnt Urogynecol J Pelvic Floor Dysfunct,2009,20(7):807-811.

19. Dietz HP,Bernardo MJ,Kirby A,et al. Minimal criteria for the diagnosis of avulsion of the puborectalis muscle by tomographic ultrasound.Int Urogynecol J,2011,22(6):699-704.

20. Cassadó-Garriga J,Wong V,Shek K,et al.Can we identify changes in fascial paravaginal supports after childbirth? Aust N Z J Obstet Gynaecol,2015,55(1):70-75.

21. Adisuroso T,Shek KL,Dietz HP. Tomographic ultrasound imaging of the pelvic floor in nulliparous pregnant women: limits of normality. Ultrasound in Obstetrics & Gynecology, 2012,39(6):698-703.

22. Dietz HP .Quantification of major morphological abnormalities of the levator ani. Ultrasound Obstet Gynecol, 2007,29(3):329-334.

23. Dietz HP,Barry C,Lim YN,et a1. Two-dimensional and three-dimensional ultrasound imaging of suburethral slings. Ultrasound Obstet Gynecol,2005,26(2):175-179.

24. Fleiscller AC,Harvey SM,Kurita SC,et a1.Two/three dimensional transperineal sonography of complicated tape and mesh implants.Ultrasound Q,2012,28(4):243-249.

25. Dletz HP. Pelvicfloor uicfasound:a review. Am J Obstet Gynecol,2010,202(4):321-334.

第二章

盆底超声检查技术

与传统的二维超声相比,三维超声可衍生出更多的诊断方法和扫查技巧,三维超声的临床价值已经得到越来越多不同领域医生们的认可。

三维超声是建立在自动获取一系列二维图像的基础上的,通过特殊的容积探头获得容积数据后,计算机便可以重建出任意切面或者渲染出立体的图像,并以多平面模式或者不同的渲染模式显示到屏幕上(图2-1,图2-2)。

构成二维图像的基本单元称为像素(pixel),构成三维数据的最小单位称为体素(voxel),是体积元素(volumetric pixel)的简称。

假设一个大立方被分割成一个个小立方体(voxel 体素),每一行、每一列、每一个立方体之间的行距和间距彼此都相等。进一步的假设,每一个小立方体都是信息的载体,包含不同特性的数值,例如在 CT 扫描中,这些值是亨斯菲尔德单位,表示身体

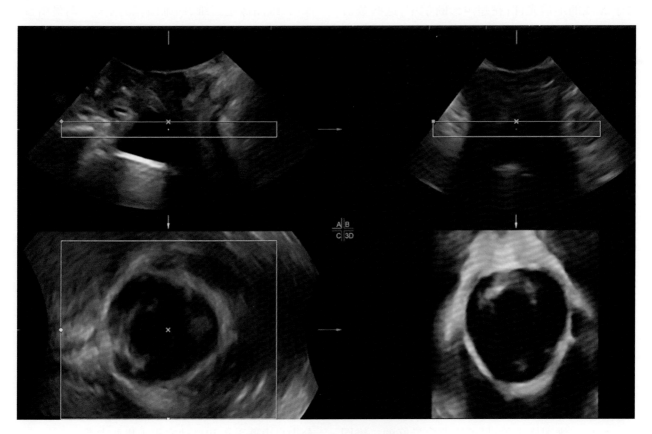

图 2-1 三平面 + 立体渲染模式

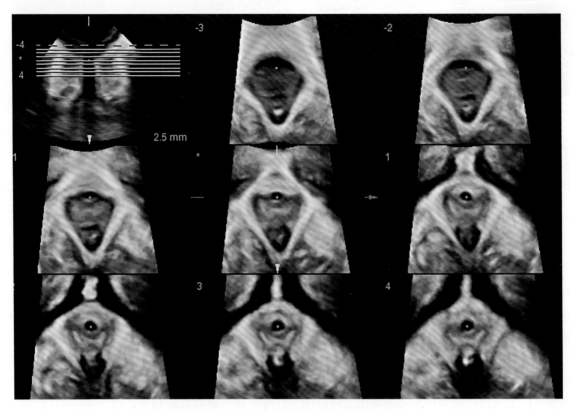

图 2-2　TUI 断层超声成像模式

对于 X 线的不透光性;在超声诊断学中,这些数值代表了不同的灰度值和彩色值信息,表示身体组织的回声强度和彩色多普勒色彩强度。我们可以提取立方体上的信息并进行数学计算,可以对每一个立方体的空间位置以 X、Y、Z 进行定位,从而使每一点的纵向、横向、轴向甚至任一扫描方向的数据都被计算(图 2-3)。

简言之,就是在采集容积数据后,可从三维角度对各个切面进行分析。容积数据内的任意一个切面、立体渲染的三维或四维图像,都可以从任意一个方向进行实时显示,使我们可以从新的角度显示解剖结构,进而对结构异常进行诊断。

容积成像可帮助我们获取从二维扫描技术上很难获得的切面、平行界面,并保证了这些数据可存储到硬盘上,供任何时间的再分析。这种采集后容积数据的分析既可直接在三维超声系统进行,也可以在安装了 4Dview 分析软件的普通电脑上进行。

一般的三维、四维检查按照以下步骤进行数据采集和分析:

1. 数据采集

● 以二维图像定位;尽可能获取最好的二维图像(二维图像是三维、四维图像的基础),调整增益、聚焦位置。

● 激活三维、四维模式(黄色采集框显示)。

● 在三维模式中选择正确的成像预设置(表面、骨骼、颅脑、胎儿心脏等)。

● 根据感兴趣区的范围、大小选择合适的容积角度。

● 保持探头静止不动(仅在三维模式),开始容积数据采集。

2. 数据存储

● 存储、发送原始容积数据或 DICOM、jpg、mp4、avi 等格式的文件。

3. 数据分析

● 使用表面模式或透视模式观察与分析容积数据。

● 使用多平面模式观察与分析容积数据。

● 对容积数据进行定量测量。

一、数据采集

根据采集方式的不同,超声容积数据采集可以分为自由臂采集和自动容积采集两大类。

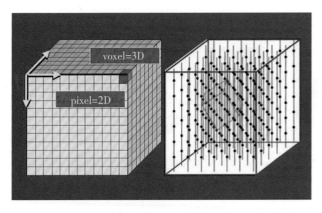

图 2-3 体素示意图

（一）自由臂采集

自由臂（free-hand）采集不需要特定的三维探头，只需要普通二维探头即可完成图像的采集。操作者需要手持二维探头在患者身上按照一个方向进行扫查，扫查的过程中仪器按照预设时间间隔采集二维图像，并经过立体渲染显示立体的三维图像（图2-4）。因为是手动扫查，所以扫查的速度不快，这就决定了自由臂采集只可以采集三维图像，而不能采集四维图像。

某些支持自由臂采集的超声设备可以安装一

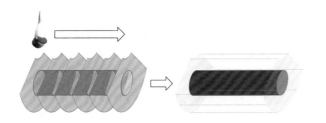

图 2-4 自由臂采集容积数据

套磁定位装置，该装置是在探头上装一个信号传感器（分外置和内置），在扫查部位附近放一个磁场发生器（图2-5）。传感器和磁场发生器都连接超声设备，当探头在进行自由臂采集的时候，磁场发生器可以感应到探头移动的位置、方向和速度，从而能渲染出准确的立体三维图像。

（二）自动容积采集

自动容积采集是通过特定探头来完成的，该探头是专门为二维、三维、四维扫描而设计的。按照探头设计的不同，可以分为机械容积探头和电子容积探头两大类，两类容积探头都不需要人为移动探头来进行三维数据采集（图2-6）。

机械容积探头是由机械（外置机械或内置微机械）带动探头或者晶片移动来完成扫描采集的，靠机械摆动来控制扫描的速度和范围。目前机械容积探头的应用范围有腹部（含妇产科）、经阴道、经直肠、小儿经颅和浅表器官超声等。

电子容积探头是用电路控制声波发射顺序，用电子虚拟摆动控制扫描速度和范围，以此来完成数据的扫描和采集。目前电子容积探头的应用范围有经食管（相控阵）、成人心脏（相控阵）、腹部（相控阵）、产科（凸阵）超声等。

最常用的容积探头是内置微机械的机械容积探头，本书所涉及的相关内容均是以该探头采集的三维图像为基础进行叙述。使用外置机械臂驱动线阵探头采集乳腺全容积三维和使用相控矩阵电子容积探头采集心脏四维，从采集到显示模式到数据分析，其原理都跟内置微机械的机械容积探头类似。

容积数据的采集是以二维图像开始的，叠加上方形或扇形的采集框。采集前的起始平面或"开始"

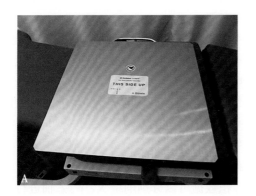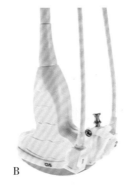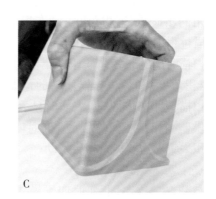

图 2-5 磁场发生器

A. 平板磁场发生器；B. 带外置传感器的探头；C. 方形磁场发生器

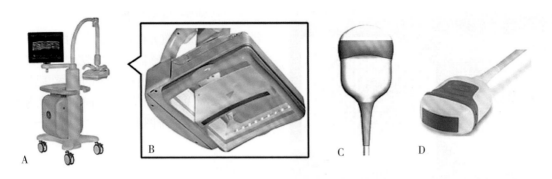

图 2-6　自动容积采集

A. 乳腺三维采集系统 ABUS;B. 装在 ABUS 上的大型线阵探头,由外置机械臂驱动;C. 内置微机械的机械容积探头;D. 曲面矩阵电子容积探头

图像代表了容积的中心平面,采集扫描将从容积的一侧开始,到达另一侧(图 2-7)。容积采集的范围由"容积角度"这个参数决定,在容积开始采集后这个参数不可改变。

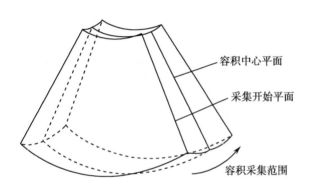

图 2-7　容积数据采集范围示意图

在扫描过程中,采集框锁定的感兴趣区将保持不变,屏幕上将动态显示实时扫描过程中采集的二维图像。在三维模式中,容积扫描的进度在屏幕的右下角同步显示(容积角度),动态指示实时更新容积扫描过程中二维图像所在的位置。

扫描时间的长短取决于采集框的大小(深度范围、容积角度)和容积扫描质量的预设。对于静态三维扫描,要保持探头不动,实时显示扫描的二维帧数以供监测扫描图像的品质。实时四维扫描时,连续容积采集不需要保持探头不动。

(三)实时 4D 采集

与静态三维不同,实时四维模式是动态三维,即在连续容积采集的同时进行三维立体渲染并进行运算,当连续采集显示的速度增加到一定程度,即容积帧频逐步提高,便可以看到相对实时的没有延迟的动态三维。在实时四维模式中,采集取样框的大小和位置对获取一幅好的立体图像是非常重要的,四维图像的大小基于选中的显示区域的渲染框大小,并自动计算转换。这种运算确保不依赖于取样容积框大小;整幅四维图像总是以最有效的方式展示出来。冻结后,图像可根据需要调节大小并在四维容积或四维电影回放状态下进行电影回放。

二、容积数据分析

采集后容积数据可直接在超声系统中进行分析,也可以在安装了 4D view 分析软件的普通电脑上进行分析。

(一)图像的方向

容积数据采集后,解剖结构的显示内容和显示方位取决于应用设置和扫描过程中探头的方向和位置。

以腹部三维探头做盆底超声为例子,只要满足以下条件,则盆底肛提肌裂孔的三维立体渲染图像的方位如图 2-8 所示,黄色三维立体渲染图像的左侧为患者的右侧:

1. 三维探头的探头标记(图 2-8)朝向患者腹侧。

2. 屏幕二维图像的扇形正向,并且图像标记位于屏幕左侧。

3. 三维立体渲染的观察方向为"从上往下",即左上角 A 平面的渲染框的上缘为绿线。

4. 三维立体渲染图像没有发生旋转。

(二)容积数据的旋转和交点移动

三维容积数据可以分别围绕 X、Y、Z 轴进行旋转,三根轴线相互垂直相交于一点上。

当操作旋转控制键时,参考平面内将会插入相

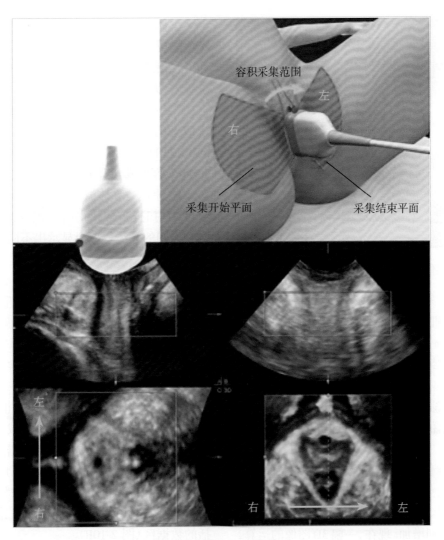

容积采集范围

左

右

采集开始平面

采集结束平面

左

右

左

右

图 2-8 盆底容积数据的方位

应的像线一样的 X、Y、Z 轴。X、Y、Z 轴中任一轴可任意旋转。X 轴从左至右水平穿过平面或者容积；Y 轴从上至下垂直穿过平面或者容积；Z 轴从前至后水平穿过平面或者容积。

容积数据采集后，仪器默认以三个正交平面＋立体渲染图像的方式来显示容积数据。观察三个正交平面中任意一个平面内的光标运动，用户会发现相应的正交切面被实时运算并即刻更新容积内的任一点，其交互的平面都是彼此互相垂直的，换言之，同一结构可在三个平面的交互点位置进行同步观察。

（三）魔术剪

魔术剪允许用户把不需要显示的部分剪切掉。如果同时有彩色三维数据，则允许只剪切灰阶数据或只剪切彩色数据，或者同时剪切灰阶和彩色数据。魔术剪还支持擦除功能，即可自定义剪切的深度，擦

掉表面，留下内部信息。

魔术剪技术使操作医生能够以理想角度对临床病例进行无障碍的观察。

三、容积数据可视化

当采集完容积数据后，三维超声仪器可以用不同的显示方式把容积数据显示到屏幕上。常见的显示方式有：立体渲染模式、三平面模式、断层超声成像模式、自由解剖成像模式、容积对比成像模式等。一般情况下，仪器默认以三个正交平面＋立体渲染图像的方式来显示容积数据（图 2-9）。

容积超声的优势在于可以利用三维超声任意切面成像方式获取盆底轴平面，不论是在实时采集还是离线分析都可以做到这一点。采用存储动态容积数据，通过回放键选择所需平面，利用渲染模式来显示肛提肌裂孔的容积信息，显示方向可以从尾侧

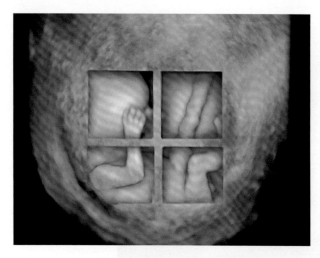

图 2-9　立体渲染图像之 HDlive 表面成像

到头侧,在肛提肌收缩时直观评估有无肛提肌断裂和在最大 valsalva 动作测量肛提肌裂孔的大小。

（一）立体渲染

立体渲染是一个基于 3D 或 4D 原始数据,对"体素"进行可视化渲染的一个过程（"像素"是二维图像的最小信息单位;"体素"是三维容积数据中最小的信息单位）。

早期的三维仪器,渲染一幅 3D 图像需要大约 30 秒时间;而今,如此耗时的 3D 数据运算已不再是我们的工作障碍。计算机技术的快速发展,使渲染速度以百位数级别增加。现在,一幅 3D 图像的运算,耗时减至不足 0.1 秒。因此,我们完全可以说 3D 渲染是一种实时的成像,也就是我们常说的实时 4D。

立体渲染的软件包提供了对容积数据的灰阶、彩色能量多普勒以及玻璃体模式渲染的交互式表面和透视模式显示。该软件包内置在三维超声仪器的系统内,无需外部的硬件支持。

"交互"意味着每一步操作和调节都会实时改变渲染的结果。因为系统和采集取样框大小的不同,快速的硬件和智能的软件,使机器每秒钟能计算 5~45 个容积或含有 1024 幅图像的容积数据。

1. 原理　立体渲染是一种算法程序,用于显示通过 2D 扫查采样获得的容积数据中的某些 3D 结构。不同的算法程序会显示出不同的表面或者内部效果。

不同于平面几何信息（如边缘、线条等）,"投照路径"在 3D 数据内穿过,进而分析该路径上的"体素"。渲染（计算）法则、表面或透视模式,决定了三维结构的显示形式。通俗点说,即容积数据是以软组织模式或骨骼模式显示的。通常我们用表面纹理模式来显示盆底结构。

2. 渲染取样区域（渲染框）　渲染取样区域和最开始三维采集时的数据采集区域是两个概念。数据采集区域是指整个原始三维数据的大小,它由开始采集之前的采集框大小和容积角度大小来决定（图 2-10A）。渲染取样区域是指采集三维原始数据后,在选择以立体渲染模式显示方式时渲染框所包括的数据区（图 2-10B）。

渲染框所包含的区域为渲染取样区域,程序只运算区域内体素的信息,因此,超出渲染框外的结构

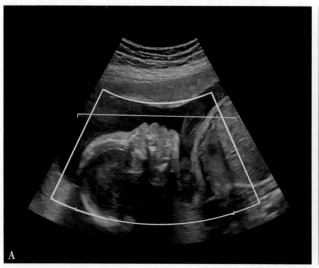
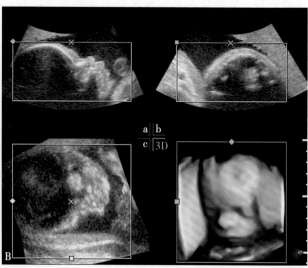

图 2-10　渲染取样区域
A. 三维采集前的采集框;B. 三维采集后立体渲染模式下的渲染框

将不被显示。渲染框的位置和大小可以通过a、b和c三个正交平面来校准。操作者可以调整渲染框的大小和位置。

3. 立体渲染的模式（算法）　不同的立体渲染

算法会有不同的效果，根据不同的算法，可以分为三大类：表面模式、透视模式、HDlive模式。三类模式都可以作用于灰阶容积数据和彩色多普勒容积数据（图2-11，图2-12）。

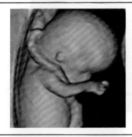

梯度亮度模式：越正对着观察者的结构表现为越亮，越偏离观察者的结构表现为越暗，如同被正前方一点光源照射的效果。立体感比较强，边界比较清晰。

常用于显示：胎儿面部、胎儿四肢、脐带、外生殖器、子宫输卵管造影、胎儿心脏STIC等

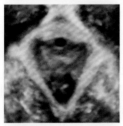

表面纹理模式：表面灰阶值等于原始扫描灰阶值。显示纹理和细微结构比较清晰。

常用于显示：子宫内膜、盆底肛提肌裂孔、早孕胎儿、膀胱、胆囊内壁、乳腺、肌骨等。左图显示肛提肌裂孔平面，使用100%比例的表面纹理模式

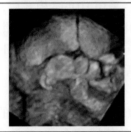

最大模式：优先显示重建框内同一垂直投影位置中的最大灰阶值（最高回声）的结构。

常用于显示：骨骼结构（如颅缝、鼻骨、四肢骨骼、脊柱等）、节育器等。左图显示21周胎儿的冠状缝和蝶囟，使用100%比例的最大模式

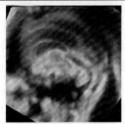

X线模式：显示重建框区内同一垂直投影位置中所有的灰阶值的平均值。对于显示拥有多种回声结构的效果很好。

常用于显示：小脑蚓部、胼胝体、宫内节育器、膈肌、子宫内膜、肛提肌裂孔等。左图显示22周胎儿的颅脑正中矢状切面，使用100%比例的X线模式

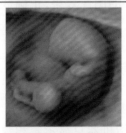

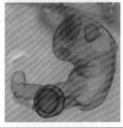

HDlive模式：处理重建框内所有体素的信息，并根据光源位置、轮廓化程度来显示图像的透光程度和轮廓化程度，同时结构的透光度也随着光源的位置发生改变。

可用于显示：胎儿表面细节、脑泡、胃泡、脐带、晶状体和玻璃体、脊柱、卵巢肿瘤等。

左图上显示8周胎儿，光源在容积的左侧，轮廓化参数（Silhouette）是0。

左图下显示8周胎儿，光源在容积的正后方，轮廓化参数（Silhouette）是80

图2-11　灰阶容积数据的立体渲染模式

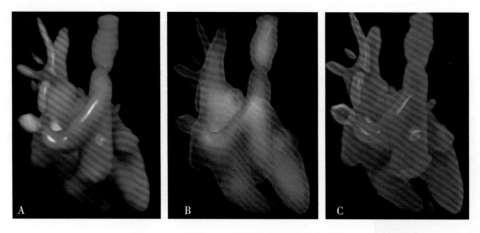

图 2-12　彩色多普勒容积数据的成像模式
A. 表面模式；B. 透视模式；C. HDlive 模式，轮廓化参数 100

（1）表面模式：只显示渲染框内表面的体素信息，内部的体素信息不显示。结构对比越强烈，表面边界越清晰。如胎儿的表面，有无回声的羊水衬托会更加漂亮；而盆底轴平面，则肛提肌回声越强，渲染出来的边界越清晰。常见的表面模式有：梯度亮度模式、表面纹理模式、表面平滑模式等。

（2）透视模式：显示渲染框内所有体素的信息，根据体素内回声的强度来决定显示的次序，会显示出不同高低回声优先的图像。常见的透视模式有：最大模式（骨骼模式）、最小模式、X 线模式。

（3）HDlive 模式：显示渲染框内所有体素的信息，同时包含表面和内部的轮廓信息。可通过调节光源的方向改变虚拟光源的透照方向，获得立体感更加强烈、细节更丰富的图像，也可通过调节轮廓化参数（Silhouette），获得显示容积内外结构轮廓的图像。

4. 立体渲染模式的使用提示　两种模式能同步计算并实时混合显示。调整两种模式的混合比例可以得到不同的渲染效果。

（1）表面模式：需要在渲染开始的区域和表面结构之间充满低回声区。使用"Th.Low"（阈值）控制键来删除围绕在表面结构的低回声结构，例如信号噪声等。

（2）最大模式：要避免强回声伪像，因为这些伪像也可在三维图像上显示。使用较小的渲染框显示骨骼结构，例如胎儿长骨。

（3）X 线模式：当采用 X 线模式时，容积内的所有灰阶值都会被显示出来。为了增强感兴趣区内结构的对比度，感兴趣区的厚度要尽可能薄。

（4）最小模式：需要避开因衰减而引起的声影或类似暗区，因为这些伪像也会一起被显示。

（5）HDlive 模式：采用 HDlive 模式后，投照光源的方向可以任意变化，不同方向的光源照射可显示不同的结构细节。同时，轮廓化参数（Silhouette）只在 HDlive 模式启动后才可以调节。

5. 2D 图像对立体渲染结果的影响

（1）低质量的 2D 图像会导致低质量的 3D 图像效果。请注意焦点的位置和个数，并学会利用 2D 图像技术比如 Coded Excitation 编码激励，THI 组织谐波，CRI 空间复合成像或者 SRI 斑点消除成像（取决于系统和探头）来优化图像。

（2）想要获得好的 3D 图像质量，要在开始容积取样前，调整感兴趣结构的二维图像对比度。

（3）为了获得好的图像效果，正确放置渲染框的位置是很重要的。调节渲染框，以使表面模式开始渲染的区域（绿线）具有清晰的视野。

（4）当开启 4D 时，使用 2D 增益控制来改变 4D 图像的亮度。

（二）三平面模式

三平面模式是指机器只显示容积数据中三个正交平面，三个平面分别被称为 A、B、C 平面（图2-13）。初始状态下，A 平面为容积的中心平面（见图 2-7），它无限接近三维采集启动前所看见的二维平面；B 平面是 A 平面沿纵轴旋转了 90° 的平面；C 平面是 A 平面沿横轴旋转 90° 的平面，三个平面永远两两垂直。例如，在盆底超声中，经会阴获取三维数据后，如果 A 平面是盆底的正中矢状切面，那么 B

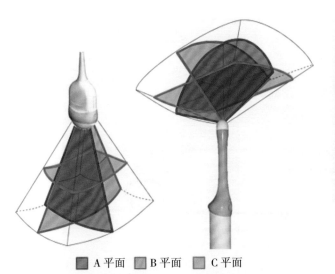

■A平面 ■B平面 ■C平面

图 2-13 腹部/腔内探头的 ABC 平面与探头的关系
红/蓝/绿色平面分别代表 A/B/C 平面

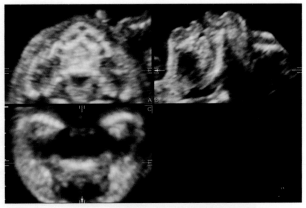

图 2-15 三平面＋VCI 模式观察硬腭
A 平面显示完整的硬腭轴平面

平面就是盆底的冠状切面,C 平面就是盆底的横切面(轴平面)。

A/B/C 三个平面之间的方位对应屏幕上的方位如图 2-14 所示,三个平面相交的点就是图像上的指示点(图 2-14,黄色点),通过调节指示点的位置,可以获得容积数据内任意平面图像,同时,沿着与平面相交的轴线(图 2-14,红、绿、蓝线)旋转平面,可以获得容积数据内任意倾斜的平面。需要注意的是,A/B/C 三个平面两两相交,永远相互垂直,因此只要一个平面位置发生变化,其他两个平面位置也会跟着变化,而指示点所在的位置在三个平面中是同一个位置。

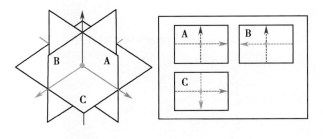

图 2-14 ABC 平面空间关系

三平面模式常用于显示和分析胎儿颅脑、胎儿心脏、胎儿腭等内部结构(图 2-15)。

(三)断层超声成像

除了上述常规的三平面显示方式,三维超声还提供了不同的多平面显示方式,在盆底超声中,最常用的就是断层超声成像(tomographic ultrasound image,TUI)(见图 2-2,图 2-16)。TUI 成像是以多个平行平面的模式来显示容积数据,其显示的方式与 CT/MRI 类似。其中,平面的层数、层间距、位置、倾斜度等参数均可任意调节。联合四维(动态容积数据)和超声断层成像可以同时观察不同的动作后多个不同切面的图像。TUI 成像可以同时显示 2~16 幅(目前最多可以显示 25 幅)图像。

(四)自由解剖成像

以上所提到的多个平面的显示和分析,都是利用直线对三维原始立体数据进行切割,形成正交平面(ABC 平面)或平行平面(断层超声成像)来进行观察和分析。而自由解剖成像(Omniview)则提供曲线切割工具,我们可以沿着不同的曲线对三维原始立体数据进行切割,甚至可以沿着不规则的曲线进行切割。切割后可以得到任意曲面的直接投影或者拉伸投影图像。Omniview 提供四种切割工具,分别是直线、弧线、多点折线、自由曲线。

一般情况下,人体组织器官有各种形状,有时候平面并不能提供充分的解剖信息,一个典型的例子是子宫。三维超声可用于显示子宫的冠状切面,从而对子宫畸形的观察和分类提供了有效的依据,但是子宫不是一个平面,特别是子宫畸形时,平面并不能显示所有的信息,这个时候需要曲面来对子宫进行成像显示(图 2-17)。例如对复杂的早孕胚胎脑泡结构进行三维成像,展开投影的方式能显示完整的脑泡结构(图 2-18)。

(五)容积对比成像

容积对比成像(volume contrast imaging,VCI)是

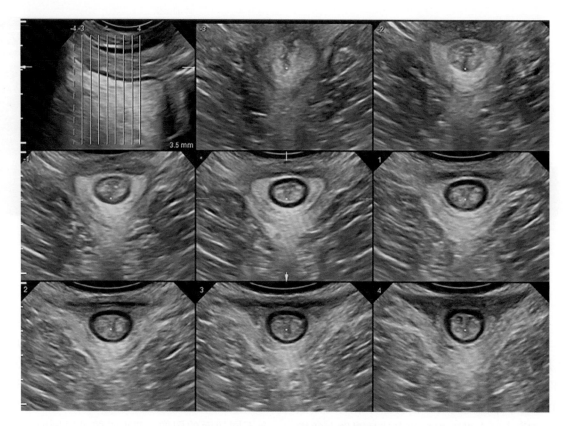

图 2-16　断层超声成像观察肛门括约肌

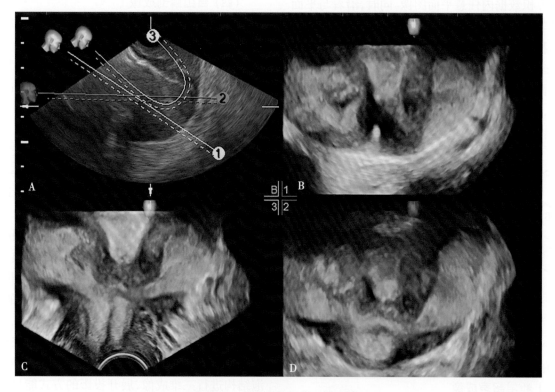

图 2-17　完全双角子宫三维成像

A. 为切割依据；B. 直线 1 对子宫进行切割成像，只能看到分开的宫体的冠状面，宫颈不能显示；C. 多点折线 3 对子宫进行切割，得到子宫的冠状面，同时显示子宫体和宫颈；D. 直线 2 对子宫进行切割成像，显示部分宫体冠状面和宫颈的横切面

14

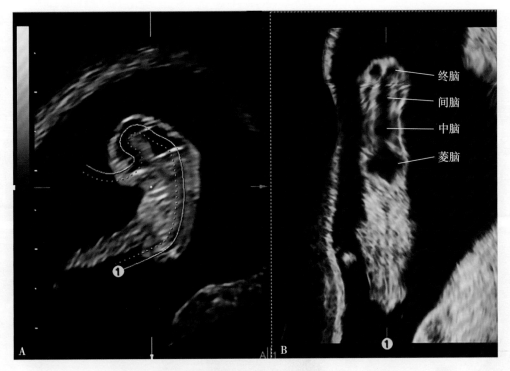

图 2-18　使用自由解剖成像中的多点折线工具,对 8 周胎儿的脑泡进行成像

A. 多点折线沿着胎儿矢状切面的脑泡进行描画;B. 不同平面的脑泡和拉伸投影到一个平面上的
图像

一个独特的三维成像技术,是一项优化 2D 图像的三维技术。它能基于 4D 容积扫描技术而产生高对比分辨率的实时 2D 图像,也可以应用于已经采集的 3D 容积数据,结合 VCI 技术之后,剖面性的成像如三平面成像、断层超声成像、自由解剖成像等都可以被优化。

在启动 VCI(容积对比成像)后,机器用特殊的方法在一个用户自定义厚度的切片内进行成像,厚度为 1~20mm,可调,同时,机器对该切片数据进行立体渲染投影(图 2-19)。最终,可以获得一个没有斑点噪声和高组织对比度的剖面图像。

这种对比分辨率和信噪比的提升更有利于寻找器官的弥漫性病变。一些检查部位(如腔内检查)的 C 平面,不可能用传统的 2D 超声来获得,而用 VCI 技术则能进一步提供更多的形态学诊断信息。

不同的组织和孕周,可以选择不同的切片厚度和立体渲染模式,得出不同的效果(表 2-1)。

表 2-1　不同应用对应的 VCI 厚度

应用	VCI 切片厚度	立体渲染模式
第一孕期(<20 周)	1~2mm	X 线模式 / 最小模式
第二孕期(20~30 周)		
颅脑	2~5mm	X 线模式
肺	2~5mm	X 线模式
肾脏	2~5mm	X 线模式 / 最小模式
脊柱	20mm	最大模式
妇科	2~10mm	X 线模式 / 最大模式

四、三维数据测量

无论是在立体渲染的图像上,还是在多平面图像上,操作者都可以进行普通的距离、面积、角度等的二维测量,也可以进行一些特殊的容积测量,常见的三维测量方法,见表 2-2。

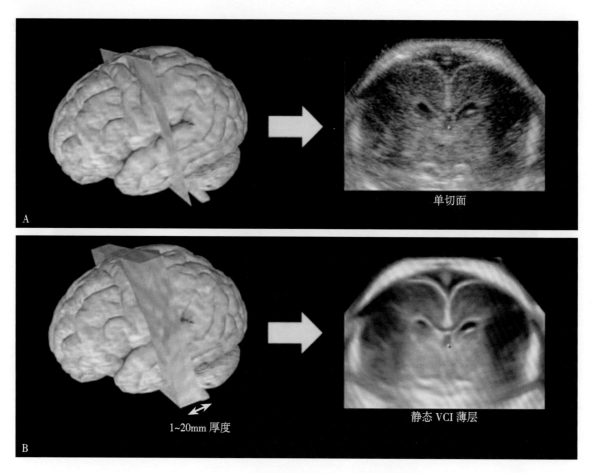

单切面

1~20mm 厚度

静态 VCI 薄层

图 2-19 容积对比成像(同一个部位)

A. 传统切面法获得单层的二维图像;B. VCI 容积对比成像,获得一个薄层的容积数据的投影图像,同时减低图像噪声提高对比分辨率

表 2-2 常见的三维测量方法

测量名称	测量工具
距离测量	两点间直线距离 / 两直线间垂直距离 / 曲线距离
面积测量	轨迹法 / 椭圆法 / 双径线法
角度测量	三点法 / 双线法
普通体积测量	径线法 / 椭圆法
不规则体积测量	VOCAL II™
液性暗区体积测量	SonoAVC
多切面体积测量	3D multiplane

(周敏 张新玲 陈莹)

第三章

盆底基础解剖

女性盆底由承托盆腔脏器并封闭骨盆出口的盆底肌、盆底结缔组织(韧带、筋膜)及盆腔器官等组成,是一个复杂的结构,其中前两者构成肌性—弹力系统维持盆腔形态及功能,是盆底的支持系统。盆底支持组织的松弛及损伤会导致女性盆底功能障碍,出现尿失禁、脏器脱垂及性功能障碍等症状。

一、盆底支持系统

(一)盆底肌

盆腔骨骼为盆底结构提供固定点,要了解盆腔支持系统,需了解骨性骨盆结构。骨性骨盆由左右髋骨、骶骨和尾骨组成,每块髋骨又由髂骨、坐骨和耻骨融合而成,骨盆前方为耻骨联合下缘,后方为尾骨尖,两侧为耻骨降支、坐骨升支及坐骨结节,骨性骨盆是所有骨盆韧带和肌肉附着的坚实基础(图3-1)。盆底肌可分为三个平面:平面Ⅰ:由肛提肌和尾骨肌构成,具有支持盆腔器官和开合尿道、阴道和肛门的双重作用;平面Ⅱ:由肛门纵肌组成,肌纤维

来自肛提肌板、耻尾肌侧方以及耻骨直肠肌,下方插入肛门外括约肌的深部和浅部,收缩时可为膀胱颈提供向下的拉力,协助打开排尿通道;平面Ⅲ:由会阴膜的肌肉(会阴浅横肌、会阴深横肌、球海绵体肌及坐骨海绵体肌)、肛门外括约肌组成,是盆底肌肉的锚定层,主要起固定远端尿道、阴道及肛门的作用(图3-2)。

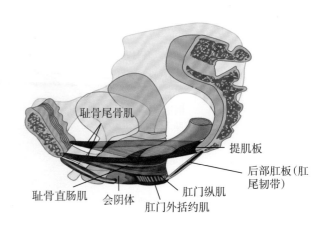

图 3-2 盆底肌肉三个平面示意图

1. 肛提肌 肛提肌是盆底支持系统中最主要的肌肉,肛提肌损伤被认为是盆底功能障碍的主要病因之一。研究发现,压力性尿失禁(stress urinary incontinence,SUI)患者较盆底功能正常的妇女肛提肌退化比例升高,阴道最大挤压力降低,盆底肌厚度变薄。Delancey等研究证实盆腔脏器脱垂(pelvic organ prolapse,POP)患者普遍存在肛提肌损伤;Dietz等研究发现肛提肌损伤与POP严重程度有关:在Ⅱ度及Ⅱ度以上的肛提肌损伤患者中,POP的发生率是无肛提肌损伤患者的2倍。因此,观察肛提肌解

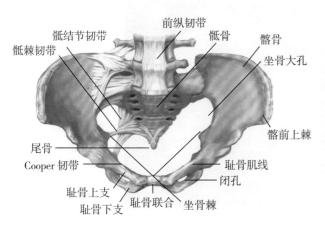

图 3-1 骨性骨盆结构示意图

剖结构的完整性是评估盆底功能的关键。肛提肌是一对三角形的肌肉,两侧对称,由两侧盆底向下向中线走行,起自耻骨支内侧面、肛提肌腱弓和坐骨棘,止于尾骨、肛尾韧带和会阴中心腱。两肌的后缘与尾骨肌相邻接。肛提肌根据起点位置,可分为耻骨直肠肌、耻尾肌和髂尾肌。耻骨直肠肌是肛提肌肌群中最强大的部分,耻骨直肠肌起自耻骨盆面和肛提肌腱弓的前份,肌纤维向后止于肛管侧壁、后壁及会阴中心腱,围绕着尿道、阴道、直肠,并于直肠肛管连接处的背侧成 U 形襻,是一条强有力的 U 形"吊带",是肛直肠环的主要组成部分,将直肠、阴道和会阴体牢固悬吊在耻骨上;肛提肌结构中的间隙即是泌尿生殖裂孔,这一肌性"吊带"收缩可将尿道、阴道和直肠拉向耻骨并收缩泌尿生殖裂孔,保证了正常情况下泌尿生殖裂孔的关闭。耻骨直肠肌包绕直肠—肛管连接处,并向前牵拉直肠,形成肛管直肠角。耻尾肌和耻骨直肠肌具有相似的起源,但它插入尾骨中线,耻尾肌向前向上牵拉直肠,对直肠壶腹起承托作用。髂尾肌起自肛提肌腱弓的后份和坐骨

棘盆面,止于尾骨侧缘及肛尾韧带。两侧髂尾肌与背侧耻尾肌纤维在盆腔底部形成棚架样的纤维结构,称为肛提肌板。肛提肌不仅在盆腔脏器支持方面非常重要,还能主动收缩,参与维持脏器的正常功能。肛提肌含有 I 型(慢抽搐)纤维来维持恒定性以及 II 型(快抽搐)纤维来完成反射和自主收缩,除了在排泄和 Valsalva 动作时发挥作用外,盆底的恒定性还为盆腔脏器提供持续的支撑作用。肛提肌、尿道及肛门括约肌在应激如咳嗽或喷嚏时能够快速收缩,从而防止尿或粪失禁(图 3-3)。

2. 尾骨肌 尾骨肌构成了盆底的后部并起着支撑的作用,起源于坐骨棘和骶棘韧带,止于尾骨及骶骨下部的侧缘。随着年龄的增长,尾骨肌变薄并具有纤维性,常与骶棘韧带相融合,两者很难区分,因为两者具有相同的起始点。

3. 会阴浅横肌 自两侧坐骨结节内侧面中线汇合于中心腱。

4. 会阴深横肌、球海绵体肌 位于阴道两侧,覆盖前庭球及前庭大腺,向后与肛门外括约肌相互

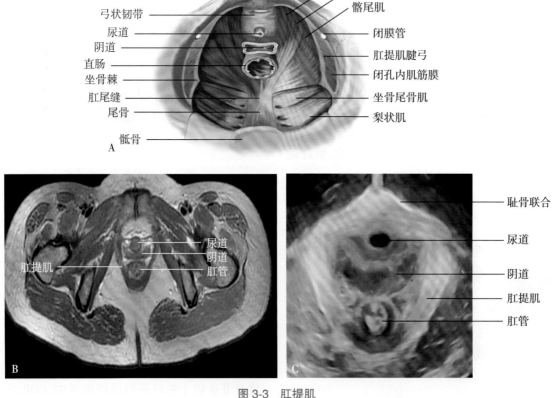

图 3-3 肛提肌

A. 肛提肌示意图;B. MRI 显示盆底肛提肌层面;C. 三维超声显示盆底肛提肌层面

交叉混合,收缩时能紧缩阴道,又称阴道缩肌。

5. 坐骨海绵体肌　从坐骨结节内侧沿坐骨升支内侧与耻骨降支向上,最终集合于阴蒂海绵体(阴蒂脚处)。

(二) 盆底结缔组织

筋膜和韧带构成盆底结缔组织。筋膜为一种纤维肌性组织,悬吊或巩固器官,或者连接器官与肌肉;筋膜独立增厚的部分称为韧带。可将盆底结缔组织分为三个水平:Ⅰ水平:主韧带-骶韧带复合体、耻骨宫颈筋膜,即子宫、宫颈及阴道上段的支持结构;Ⅱ水平:盆筋膜腱弓、耻骨尿道韧带、膀胱阴道筋膜、直肠阴道筋膜,即中段阴道侧方的支持结构,保持阴道中线恰好位于直肠之上;Ⅲ水平:尿道外韧带、会阴膜、会阴体,主要是支持和维持阴道远侧 1/3 和阴道口处于正常位置。肌肉的三个层面与结缔组织的三个层面未必一致(图 3-4)。

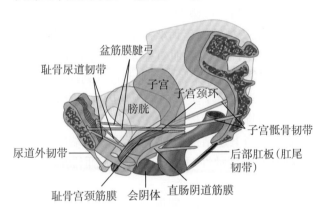

图 3-4　盆底结缔组织三个水平示意图

1. 主韧带-骶韧带复合体　是一个三维结缔组织结构,起自宫颈和阴道上段,止于骨盆侧壁和骶骨。主韧带-骶韧带复合体悬吊子宫和阴道上段使其处于正常位置。这有助于维持阴道长度,并使阴道轴在女性站位时几乎处于水平位,以确保被肛提肌板所支持。使腹腔内压和宫颈压力压向阴道后壁和下方的肛提肌板,而不是将阴道推出骨盆出口。在产后或子宫切除术后,平面Ⅰ被破坏,可导致子宫和(或)阴道穹隆脱垂。

2. 耻骨宫颈筋膜　位于膀胱阴道间隙,是尿道、膀胱颈与阴道、宫颈之间的纤维肌性组织,不能与周围组织分开。耻骨宫颈筋膜头端即膀胱宫颈韧带,连于宫颈环,其组织薄弱可致高位膀胱膨出;侧方连于盆筋膜腱弓,局部薄弱可致阴道侧方缺陷;而中部缺陷可致中位膀胱膨出,即膀胱底膨出。耻

骨宫颈筋膜应该是位于平面Ⅰ和平面Ⅱ之间的支持结构。

3. 盆筋膜腱弓　耻尾肌和髂尾肌表面盆腔内筋膜的中部增厚,为条状纤维结构,起自坐骨棘,止于耻骨联合下方。其前段纤维与耻骨肌外侧的盆底筋膜相连;中段为含肌纤维的纤维板,有力地连于阴道壁的前侧方、尿道壁的后侧方;其上后 1/3 段纤维起自肛提肌腱弓。盆筋膜腱弓(arcus tendineus fascia pelvis,ATFP)的纤维连接非常广泛,全长的上外侧部接受闭孔内肌筋膜发出的纤维,而下外侧部接受盆膈上筋膜发出的纤维,是将盆腔器官、盆底肌及盆壁筋膜组织联系起来的重要结构。它的作用类似于吊桥的承力索,提供将尿道悬于阴道前壁("吊桥")的支持力量,并阻止在腹压增加时阴道前壁和近端尿道向尾端移位,维持尿自禁。盆筋膜腱弓组织的薄弱可导致阴道旁的缺陷和阴道前壁膨出。另外由于其前部固定于盆腔,在治疗尿失禁的尿道悬吊术中经常被用作为固定点。由于距离尿道较远,术后排尿困难的情况很少发生。Ⅱ水平支持的前部悬吊阴道前壁中部,形成阴道前外侧沟。这些侧向支持结构脱离将导致阴道旁组织结构缺陷和阴道前壁脱垂。阴道后壁在侧向与骨盆侧壁连接,其连接方式略比阴道前壁复杂。阴道后壁远端 1/2 从会阴体开始沿着被称为直肠阴道腱弓的线路与肛提肌腱膜相融合;大约在耻骨联合及坐骨棘的中点处与 ATFP 汇聚。沿着阴道近端 1/2,阴道前后壁都被侧向悬吊于 ATFP。因此,在阴道近端,阴道前后壁的侧向支持是相同的,这使得阴道远端在横截面上呈 H 形或盒形结构,而从阴道上部看则为扁平管状结构。

4. 耻骨尿道韧带　盆腔内筋膜的增厚起自耻骨联合后下缘 1/5 处,起点位于盆筋膜腱弓起点内侧,紧连于耻骨,下行纤维呈扇形,向内插入尿道上中交界处,向外插入耻尾肌和阴道壁的筋膜,呈锥体形,总长约 1cm。该韧带将尿道有力地悬吊于耻骨,肛提肌也仅是通过与之紧密地连接直接参与尿道的支持作用。这一韧带的薄弱可使尿道中段向后下移位,而不伴有膀胱颈的高活动性。

5. 尿道外韧带　是将尿道外口与耻骨联合前表面、耻骨间韧带前部紧密连接的结构,是由阴蒂体和两侧的阴蒂脚下方发出的一束宽而分散的纤维,与阴蒂悬韧带相延续,提拉该韧带可提升尿道外口。

6. 会阴　临床上通常将阴道和肛门之间的区

域称为会阴,但在解剖学上,会阴是指位于骨盆下方的整个骨盆出口组织,将阴道和肛门之间的区域称为"会阴体"更为合适。会阴的边界包括坐骨耻骨支、坐骨结节、骶结节韧带和尾骨。会阴可通过一条连接两侧坐骨结节的假想线分成前方的尿生殖三角和后方的肛门三角。会阴膜是覆盖尿生殖三角的一层质厚纤维膜,其外侧附于耻骨弓,游离后缘在中线处与会阴体相附着。尿道和阴道通过泌尿生殖裂孔穿出会阴膜,会阴膜对两者起支撑作用。会阴膜将泌尿生殖三角分为会阴浅隙和会阴深隙。会阴体是阴道和肛门之间的区域,盆底许多肌肉和筋膜的结合点(如球海绵体肌、会阴浅横肌、会阴深横肌、会阴膜、肛门外括约肌、后尿道肌层和耻骨直肠肌与耻尾肌),富含弹性纤维,长约3~4cm,在支持远端阴道及保持肛门直肠的正常功能方面发挥着重要作用。肛门三角外侧为骶结节韧带的内侧缘,前方为会阴膜和会阴体的下缘,后方为尾骨。肛门三角向上延伸为肛提肌。肛管和肛门括约肌位于肛门三角中间。如患者存在后盆腔缺陷,大部分会出现由于过度拉伸导致会阴体断裂或变薄,可能导致阴道远端脱垂,甚至有些患者需要用手挤压会阴体以协助排便(图3-5)。

二、盆腔器官

(一)膀胱、输尿管及尿道

1. 脏器介绍　膀胱是一个空心性的肌性器官,是泌尿系统的蓄水池。膀胱三角为膀胱底内面的左、右输尿管口与尿道内口之间的三角形区域,主要由平滑肌组成,并沿尿道后壁向下延伸至尿道外口。尿道经过耻骨后隙(尿道管腔发生轻微的弯曲),贯穿会阴膜。膀胱颈是指膀胱体和尿道的交界处,一般用尿道内口定位膀胱颈。

2. 支持结构与控尿机制　正常的女性控尿机制是由膀胱、尿道、盆底肌肉群、结缔组织和神经系统之间复杂的相互作用完成的,其中主要由两方面维持:①膀胱颈和尿道的括约肌闭合系统,主要由尿道黏膜的闭合作用及尿道肌肉实现,尿道肌肉包括内层的尿道内括约肌、外层的横纹肌、膀胱颈和近端尿道周围的逼尿肌,尿道横纹肌能持久收缩保持尿道基本张力,特别是尿道中段处肌层最厚,在控尿中发挥至关重要的作用。妊娠及分娩对于阴部神经的损伤可能影响尿道横纹肌功能,与压力性尿失禁的发生有关。②尿道周围支持系统,主要包括阴道前壁、盆内筋膜、盆筋膜腱弓及肛提肌,共同参与尿自禁的盆底支持。咳嗽及腹压增大时,近端尿道向下移位,盆底支持结构起到承托作用,并使尿道前后壁紧贴,管腔闭合。肛提肌对控尿有意义的是耻尾肌,它收缩时能把盆底紧紧向上托起进入到盆腔。这种作用给尿道提供了坚实的靠板。因此,临床上可通过盆底锻炼加强肛提肌收缩力,从而提高女性的控尿能力。当上述结构受损,可能导致近端尿道支持缺陷(尿道高活动性)和阴道前壁的脱垂(膀胱膨出),以及产生压力性尿失禁。

(二)子宫、阴道及卵巢

1. 脏器介绍　子宫位于膀胱与直肠之间,直立位时,子宫体几乎与水平面平行,子宫底位于膀胱

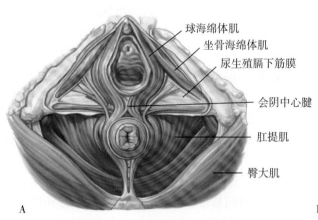
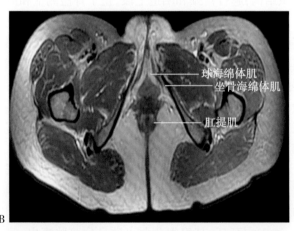

图 3-5　会阴部

A. 会阴部解剖示意图;B. MRI 显示盆底会阴部解剖

的后上方,子宫颈保持在坐骨棘水平面以上。阴道上端环绕子宫颈、下端开口于阴道前庭。子宫颈与阴道壁之间环形腔隙,称阴道穹隆。阴道前壁短,长7~9cm,上部借膀胱阴道隔与膀胱底、颈相邻,下部与尿道后壁直接相贴。尿道与阴道相融合,两者之间没有明显的外膜层。阴道后壁较长,约10~12cm,上部与直肠子宫陷凹相邻,中部借直肠阴道隔与直肠壶腹相邻,下部与肛管之间有会阴中心腱。

2. 支持结构　详见盆底结缔组织。

(三)直肠与肛管

1. 脏器介绍　直肠位于盆腔后部,长约12~15cm,上于第三骶椎平面接乙状结肠,向下穿过盆膈延续为肛管。与阴道后壁的分隔是一层纤维肌层,将直肠和阴道分离,以防止直肠壶腹部进入阴道,此结构的损伤可形成直肠向阴道内脱垂。直肠壶腹部:直肠上接乙状结肠下至齿线处与肛管相连,直肠腔上段较窄,下段扩大的部分为直肠壶腹,具有储存粪便的生理功能,直肠壶腹部黏膜有上、中、下3个皱襞,内含环肌纤维,称直肠瓣。肛直肠角是指直肠下段与肛管轴线形成的夹角,由耻骨直肠肌向前牵拉而成。肛直肠角静息时90°~105°,排便时120°~180°。腹内压突然升高时(如咳嗽或打喷嚏),耻骨直肠肌反射性收缩,肛直肠角变得更小,因而增强了耻骨直肠肌收缩时产生的机械性瓣膜作用。排便时,该肌松弛,角度变钝,从而直肠肛管呈漏斗状,以利粪便排出。若该肌薄弱可导致会阴过度下降,可能与直肠等脏器的脱垂相关。在盆腔脏器脱垂引起的便秘和某些特发性肛门失禁的患者中,静息和排便时肛直肠角均明显变钝,在盆底痉挛和耻骨直肠肌肥厚等便秘患者中,排便时其角度无变化,甚至变小。

肛管主要由括约肌、联合纵肌及肛提肌包绕,肛管自内而外分别是黏膜层、黏膜下层、肛门内括约肌层、联合纵肌层和肛门外括约肌层。肛门内括约肌是一层环状的肌层,由斜行排列的平滑肌纤维组成,并与直肠环形肌(直肠肌层分为内层的环肌和外层的纵肌)相连续,止于肛门外括约肌的皮下部与浅表成分交汇处。肛门外括约肌分为皮下部、浅部和深部三部分。皮下部位于肛门内括约肌下缘和肛门外括约肌浅部的下方,为围绕肛管下端的环形肌束;浅部位于皮下部上方,环绕肛门内括约肌的下部,前部附着于会阴中心腱,后部连于尾骨尖;深部位于浅部上方,为环绕肛门内括约肌上部的较厚的环形肌

束。肛门外括约肌深部的肌纤维与耻骨直肠肌相融合,形成较厚的环行肌束,前方有许多肌纤维互相交织,并与会阴浅横肌相接,在女性更为显著,后方的肌纤维多附着于肛尾韧带。肛门外括约肌的浅、深部、耻骨直肠肌、肛门内括约肌以及直肠壁纵肌的下部等在肛管与直肠移行处的外围共同构成的强大肌环,称肛直肠环。此环对括约肛门有重要作用,若发生损伤,可引起粪失禁。联合纵肌与直肠纵肌相连续,为包绕肛管的筒状纤维肌性复合体,走行于内、外括约肌之间,向下止于皮肤,参与肛周间隙及括约肌间沟的形成(图3-6~图3-8)。

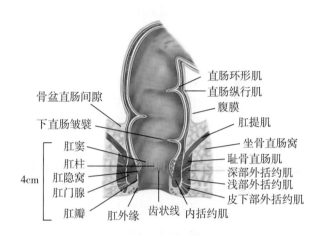

图3-6　肛门括约肌断面解剖示意图

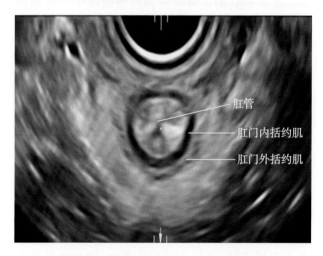

图3-7　三维超声显示肛门括约肌冠状面

2. 支持结构与控便机制　正常控制排便的主要肌肉有耻骨直肠肌、肛门内括约肌及肛门外括约肌。耻骨直肠肌收缩可缩小泌尿生殖裂孔,使肛直肠角接近90°。静息状态时,耻骨直肠肌主要控制固态粪便,肛门内括约肌和外括约肌控制液态粪便

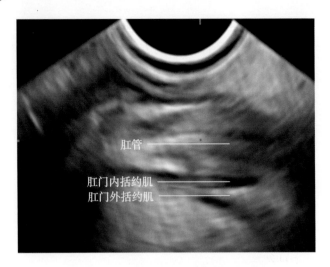

图 3-8　三维超声显示肛门括约肌矢状面

和气体,内括约肌维持肛门静息时 80% 的张力,对于排便的波动控制十分重要,外括约肌参与维持 20% 的肛门静息压力,但更重要的功能是防止腹压突然增加引起的压力性和急迫性粪失禁。女性大便功能障碍主要表现为粪失禁及功能性便秘。研究认为,女性粪失禁通常与盆膈肌肉的去神经支配和肛门括约肌的断裂及去神经有关。而女性功能性便秘,部分可能与肌肉功能障碍引起的会阴体过度运动,直肠脱垂及肛直肠角增大有关。

盆腔器官的正常位置和功能取决于盆底肌肉组织与盆内筋膜之间的动态相互作用。女性处于站立位时,盆内筋膜将阴道上段、膀胱和直肠悬吊于肛提肌板上,而盆底肌关闭泌尿生殖裂孔,形成一个盆腔脏器可依附的稳定平台。腹腔内压力和重力垂直作用于阴道及盆底,而盆底肌肉组织关闭时产生的持续性张力可与其对抗。盆底肌肉的适当张力可使作用在结缔组织附属结构上的压力减至最小。此外,腹内压力急剧升高(如咳嗽或打喷嚏)时,盆底肌肉组织会发生反射性收缩,以对抗向下的压力并进一步稳固盆腔内脏器。当盆底因受到神经病理性损伤或机械性肌肉损伤而变薄弱时,肛提肌板将丧失水平方向的支持,泌尿生殖裂孔开放,使盆底呈碗状结构。此时盆内筋膜成为主要的支持机制。随着时间的持续,这种腹内压力将超过盆内筋膜附属结构的支持力,使这些结缔组织支持结构断裂、拉伸或变弱,导致盆腔脏器无法维持正常解剖位置。这会改变作用于盆腔内脏器的向量力,可能引起盆腔脏器脱垂和(或)功能障碍。

三、盆腔协同作用理论

目前学术界对盆底组织协同作用的机制说法不一,其中存在几个比较公认的学说:

(一)三个水平理论和吊床假说

Delancey 提出了解释盆底功能的三个水平支持理论,将支持阴道的筋膜、韧带等结缔组织划分为三个水平:Ⅰ水平为最上段的支持,由主韧带 - 骶韧带复合体构成;Ⅱ水平为阴道中段侧方支持,包括盆筋膜腱弓、阴道膀胱筋膜和阴道直肠筋膜;Ⅲ水平为远端的支持结构,包括会阴体和会阴膜。同时他又发表了"吊床假说",即认为尿道位于盆腔内筋膜和阴道前壁组成的支持结构"吊床"之上,这层支持结构的稳定性又依赖于通过侧方连接的盆筋膜腱弓和肛提肌,随着肛提肌的收缩和放松可使尿道上升或下降。腹压增加时,盆筋膜周围与盆筋膜腱弓相连的肛提肌收缩,拉紧"吊床"结构,尿道被压扁,使尿道内压能有效抵抗升高的腹内压,控制尿液排出。当"吊床"功能缺陷时,可产生近端尿道高活动性或阴道前壁膨出(膀胱膨出),导致压力性尿失禁的发生,这一理论将治疗压力性尿失禁的重点从提升尿道转至加强其支持结构。

(二)整体理论

整体理论由 Petros 和 Ulmsten 提出,理论核心即盆底是肌肉、结缔组织(包括筋膜和韧带)、神经组成的相互关联的系统,盆底的正常结构和功能基于这些结构的相互作用。在水平方向上将支撑盆底的结缔组织及肌肉结构分别为三个平面。该理论认为,耻骨尾骨肌、肛门纵肌和肛提肌板在盆底解剖动力学中发挥主导作用,同时,更强调盆底结缔组织的重要性,不同平面的韧带筋膜损伤可引起不同的症状,并提出了利用手术重建盆底受损结构有助于功能恢复的基本原则。

(三)腔室理论

随着现代盆底结构解剖学的发展,整体理论在其发展过程中吸纳了 Delancey 的"三个水平"理论和"吊床"假说,建立了定位结缔组织缺陷的"三腔室系统",从垂直方向将盆底结构分为前腔室、中腔室、后腔室(图 3-9)。前腔室包括耻骨后间隙(Retzius 间隙、膀胱前间隙)、膀胱、尿道、阴道前壁,结构功能障碍主要是阴道前壁膨出,合并或不合并尿道和膀胱膨出;中腔室包括阴道穹隆和子宫,结构功能障碍表现为盆腔器官膨出性疾病,主要特征为子宫或阴道穹隆脱垂及子宫直肠陷窝疝的形成等;后腔室包括阴道后壁、直肠阴道隔、直肠、肛管和会阴体,结构功能障碍主要表现为直肠膨出和会阴体组织的缺陷。

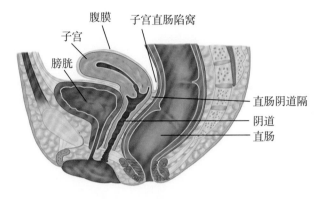

子宫直肠陷窝
腹膜
子宫
膀胱
直肠阴道隔
阴道
直肠

图 3-9　三腔室理论示意图

（张曼　钟钧琳）

参考文献

1. 朱兰,郎景和.女性盆底学.第2版.北京:人民卫生出版社,2014.
2. 王建六.妇科泌尿学与盆底重建外科.第3版.北京:人民卫生出版社,2008.
3. Petros PE,Ulmsten UI. Anintegral theory of female urinary incontinence. Experiental and clinical considerations. Acta Obstet Gynecol Scand Suppl,1990,153:7-31.
4. Delancey JO,Morgan DM,Fenner DE,et al.Comparison of levator ani muscle defects and function in women with and without pelvic organ prolapse.Obstet Gynecol,2007,109（2 pt1）:295-302.
5. Dietz HP,Simpson JM. Levator trauma is associated with pelvic organ prolapse. BJOG,2008,115（8）:979-984.
6. Leffler KS,Thompson JR,Cundiff GW,et al. Attachment of the rectovaginal septum to the pelvic sidewall. Am J Obstet Gynecol,2001,185:41.
7. Zacharin RF. Pelvic floor anatomy and the surgery of pulsion enterocoele. New York:Springer-Verlag,1985.

参考文献

第四章

盆底超声检查的适应证

一、妊娠期及分娩后盆底功能障碍的一体化筛查及评估

二、产程监测

三、与女性前腔室异常相关的病变

1. 尿频、尿急、尿痛及排尿不尽等。
2. 反复泌尿系统感染。
3. 尿失禁或排尿困难。

四、子宫脱垂

五、与后腔室异常相关的病变

1. 粪失禁。
2. 排便困难及便意不尽等,如功能性便秘。

六、阴道前壁、穹隆和(或)后壁脱垂

七、盆底肌损伤包括肛提肌及肛门括约肌等损伤的筛查

八、盆底康复治疗前后的评估

九、其他各种与盆底病变相关手术前后的检查及疗效评价

1. 阴道前壁和(或)后壁修补术。
2. 盆腔植入材料如吊带及补片等手术。
3. 全子宫切除和(或)次全子宫切除术后的患者。
4. 盆腔肿瘤手术术后的盆腔检查。

十、盆底炎性或肿瘤性病变等

如尿道及尿道周围病变;膀胱壁及膀胱炎性/肿瘤性病变/膀胱结石等;直肠及其周围组织炎性或肿瘤性病变等。

十一、外伤累及盆腔脏器

如尿道、阴道、直肠等的检查。

十二、与盆底病变相关的慢性盆腔疼痛筛查

十三、与盆底功能障碍性疾病相关的腹壁检查

如腹直肌分离等。

(张新玲)

第五章

盆底超声检查基本程序及注意事项

盆底超声在临床上应用越来越广泛,对超声诊断的要求也越来越高,因此,如何规范的做好超声检查,为临床提供有价值的参考信息至关重要。本章主要介绍盆底超声检查的基本程序及相关注意事项。

一、检查前准备

(一)仪器准备

建议选用配有三维容积探头的仪器进行盆底超声检查,探头频率 4~8MHz 或相近,容积扫查的角度应为 85° 或以上。选择盆底超声检查模式,输入患者姓名、年龄等基本信息,以便仪器内置存储图像。探头表面均匀涂抹适量耦合剂,外罩盆底超声专用探头套,在探头套表面再次涂抹较多消毒型或无菌耦合剂,尽量使探头套内外均没有气体存在,以免影响观察。如果没有配备专用探头套,可选用乳胶手套,并注意排空气体。

(二)患者准备

检查前详细询问并记录患者基本情况、病史、症状、体征等,嘱患者排空膀胱及直肠后 10 分钟内进行检查,检查时患者取仰卧截石位,如遇患者无法配合等特殊情况下可选择蹲位或站立位检查。部分尿潴留患者需导尿并拔出尿管后再进行检查,对于子宫、膀胱等脏器已脱出阴道口外的患者应还纳脏器后检查。一般首先进行静息状态及收缩状态下的检查,然后进行 Valsalva 状态下的检查,以尽量减少脱垂脏器对检查结果的影响。患者臀部下方需垫较厚可吸水的医用垫巾(图 5-1)。

(三)检查者准备

检查者需熟练掌握盆底超声检查操作规范,并与患者进行良好的沟通交流。此外因部分患者会有

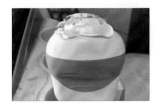

探头表面均匀涂抹适量耦合剂

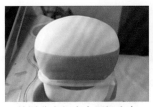

外罩盆底超声专用探头套

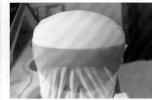

使用乳胶手套代替专用探头套

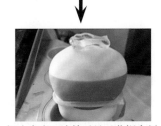

探头套表面涂抹适量无菌耦合剂

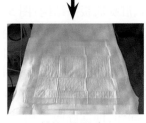

铺垫医用垫巾

图 5-1 盆底超声检查前的准备工作

尿失禁及粪失禁现象,检查者需做好自身防护,如佩戴一次性医用口罩、帽子、乳胶手套及袖套。

（四）医患沟通及动作指导

检查前医生需和患者进行有效沟通,使患者理解检查的过程和意义,避免紧张、羞怯心理,以便更好地配合医生检查。医生应用通俗易懂的语言使患者理解盆底肌收缩即肛门收缩上提的动作,Valsalva动作即向下用力屏气增加腹压的动作。在检查前可对患者进行动作训练,以达到动作规范标准。

1. 有效的盆底肌收缩动作训练标准为

（1）盆腔脏器向头腹侧移动;

（2）肛提肌裂孔缩小;

（3）持续时间达 3 秒或 3 秒以上。

2. 有效的 Valsalva 动作训练标准为

（1）盆腔脏器向背尾侧移动;

（2）肛提肌裂孔增大;

（3）持续时间达 6 秒或 6 秒以上。

二、检查规范与方法

（一）检查流程

盆底超声检查流程,见图 5-2。

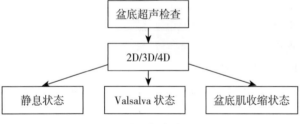

图 5-2　盆底超声检查流程

（二）二维超声检查

二维超声检查步骤:

1. 首先将患者大阴唇分开,探头指示点朝上,纵向放置于患者会阴处,获得静息状态下的盆底标准正中矢状切面,此时可清晰地显示耻骨联合、尿道、膀胱颈及部分膀胱、阴道、直肠、肛管和肛管周围的肛门括约肌、肛提肌板等结构(图 5-3)。观察静息状态各脏器的位置以及尿道、膀胱、阴道、直肠周围有无异常回声,膀胱黏膜面是否光滑,膀胱壁有无增厚,可测量膀胱逼尿肌厚度、膀胱残余尿等指标。

2. 探头保持盆底标准正中矢状切面,嘱患者做最大 Valsalva 动作,即深呼吸后用最大力量向下屏气增加腹压动作,此时可观察到盆腔脏器向患者背尾侧移动(图 5-4)。冻结最大 Valsalva 动作时的图像,

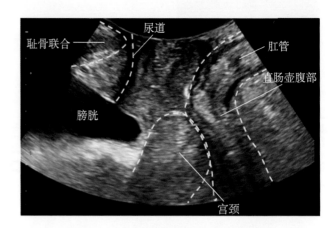

图 5-3　静息状态下的盆底正中矢状切面

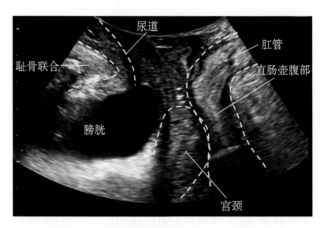

图 5-4　Valsalva 动作时的盆底正中矢状切面

可测量膀胱、膀胱颈、子宫、直肠与参考线(过耻骨联合后下缘的水平线)间的垂直距离、膀胱尿道后角、尿道旋转角和膀胱颈移动度等指标。

3. 探头保持盆底标准正中矢状切面,嘱患者做盆底肌收缩运动,可观察到盆底结构向头腹侧运动(图 5-5)。然后左右偏移探头,在旁矢状切面观察静息状态下左右侧肛提肌的完整性(图 5-6),嘱患者做盆

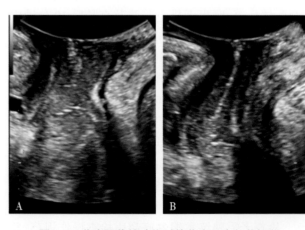

图 5-5　盆底肌收缩动作时的盆底正中矢状切面

A. 静息状态;B. 盆底肌收缩状态

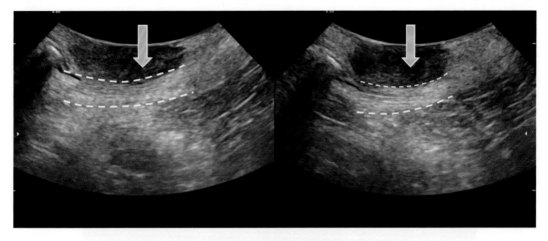

图 5-6　盆底肌收缩动作
旁矢状切面观察左右侧肛提肌的完整性

底肌收缩动作,观察收缩状态下肛提肌的运动情况。

4. 将探头旋转 90°,调整至横切面继续观察。探头指示点位于患者右侧,稍向后下方倾斜,上下摆动探头观察肛门括约肌的完整性(图 5-7)。需要注意的是,因为二维超声检查无法获得肛提肌裂孔及肛提肌、肛门括约肌的断层解剖图像,对肛提肌和肛门括约肌的观察有限,所以不推荐仅使用二维超声检查来评估盆底肌群,但在未配备相应设备及三维/四维容积探头的医院可以用二维超声对盆底基本情况进行初步筛查,以增加诊断信息。

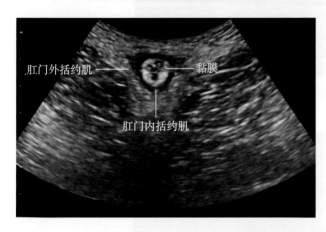

肛门外括约肌　黏膜
肛门内括约肌

图 5-7　盆底肌收缩动作时观察肛门括约肌的完整性

(三)三维/四维超声检查

启用三维/四维超声检查程序,分别获得静息、盆底肌收缩、Valsalva 状态下的超声容积数据。观察三种状态下盆底肌群、各脏器位置和实时运动情况,判断有无脏器脱垂及肛提肌、肛门括约肌的损伤。三维/四维超声检查可得到二维超声无法获取

的特殊平面——盆底轴平面。可通过三种不同模式获得盆底轴平面:容积渲染模式(Render 模式)、多平面显示(Section plane 模式)和自由解剖平面(Omni View 模式)。

1. 静息状态

(1) Render 模式:起始平面是正中矢状切面。然后启动三维/四维,获得容积数据。首先调整容积框大小,宽度约 0.5~2cm。激活 A 平面,然后旋转 Z 轴,使得取样框所在的位置位于耻骨联合后下缘表面到耻骨直肠肌环中心前面连线,即可获得肛提肌裂孔轴平面(图 5-8)。

(2) Section plane 模式:起始 A 平面是正中矢状切面,在 A 平面将取样点放在耻骨联合后下缘,旋转 Z 轴,使得肛提肌完整显示,将 C 平面旋转 90°即可获得肛提肌裂孔轴平面(图 5-9)。

(3) Omni View 模式:无需旋转图像,选择 Omni View 模式,选择直线方式(line),直接在耻骨联合后下缘表面到耻骨直肠肌环中心划一连线,即可获得肛提肌裂孔轴平面(图 5-10)。

盆底轴平面在通过耻骨联合下缘与耻骨直肠肌环中心连线水平可显示肛提肌裂孔和周围的肌群,此平面能够评估肛提肌有无损伤、断裂,并可测量肛提肌厚度和裂孔面积、大小等参数。

2. Valsalva 状态　嘱患者做屏气用力下推的动作即 Valsalva 动作,同时启用三维/四维成像模式,选用以上三种方法中的任意一种均可获得盆底轴平面图像(Render 模式最为常用)。动态观察前、中、后三个腔室的脏器移动情况,评估各腔室有无脏器脱垂或膨出,并在最大 Valsalva 动作时测量肛提

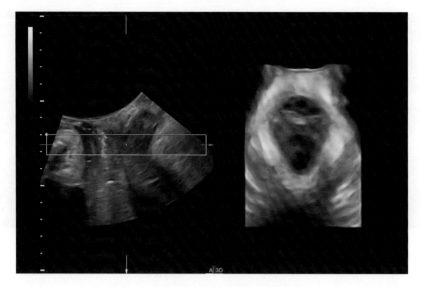

图 5-8　Render 模式下获得盆底轴平面

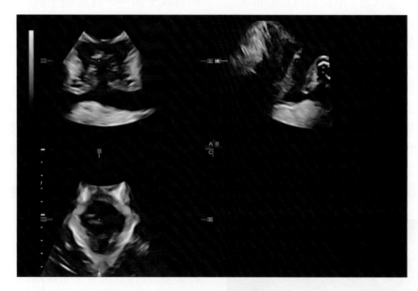

图 5-9　Section plane 模式下获得盆底轴平面

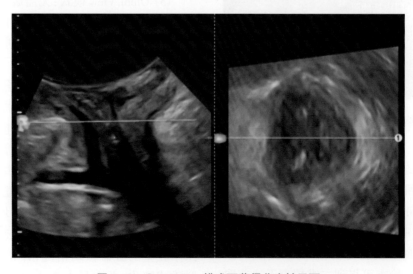

图 5-10　Omni View 模式下获得盆底轴平面

肌裂孔面积;存储动态图像以便于回放和分析。

3. 盆底肌收缩状态　嘱患者做盆底肌收缩运动,同时启用三维/四维检查模式,获得容积数据。盆底肌收缩状态主要观察肛提肌和肛门括约肌有无损伤和断裂。在盆底肌收缩状态时,最重要的是断层超声成像模式(TUI)。TUI模式的特点是可根据受累平面的层数及层间距对损伤级别和累及范围进行评估。

(1) 盆底肌收缩状态肛提肌评估:首先在上述Section plane模式获得盆底肌收缩状态的肛提肌裂孔轴平面,然后进一步选择TUI模式,此时层间距选择2.5mm,层数为9层,即可获得多幅平行切面的肛提肌裂孔图像。其中正中参考平面显示的图像必须为耻骨联合的闭合状态;标准要求第3~5幅图像所显示的耻骨联合必须分别呈开放、闭合、闭合状态(图5-11)。肛提肌断裂时表现为肌层回声不连续甚至完全不显示,据此可诊断部分或完全性的肛提肌断裂。

(2) 盆底肌收缩状态肛门括约肌评估:嘱患者做盆底肌收缩运动,起始平面为肛管的冠状面,启用TUI模式时,层间距根据患者肛管的长度确定,一般采用1.5mm及以上,层数为9层;要求第一幅图像应在肛门内括约肌尾侧起点下方,一般放在肛门处,

最后一幅图像应在肛门外括约肌头侧止点上方一个层面(图5-12)。此方法可评估肛门括约肌的完整性。

三、测量参数的获得

(一) 参考线及指示点设定方法

1. 参考线设定　以耻骨联合后下缘为标志点做一水平线,该水平线即为参考线(图5-13),测量各脏器与参考线的距离。在静息、Valsalva状态时,分别比较盆腔各脏器指示点与参考线的关系,当脏器指示点位于参考线水平以上时称为线上,位于参考线水平以下时称为线下。需要特别注意的是,Valsalva动作时参考线会与静息状态有所不同,需按照Valsalva动作后的耻骨联合后下缘作为标志点制订新的参考线。

2. 各脏器指示点

(1) 膀胱:有膀胱膨出时,以膀胱膨出部分的最低点为指示点,测量其与参考线的距离。要注意在Ⅲ型膀胱膨出时,膀胱颈不一定是最低点,膀胱后壁会低于膀胱颈,此时以膀胱后壁作为最低点;在无膀胱膨出时,一般膀胱颈即为膀胱最低点。

(2) 子宫:以宫颈的最低点(前唇或后唇)为指示点,测量其与参考线的距离。

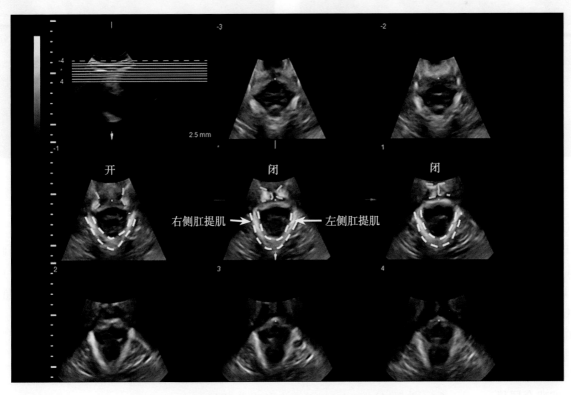

图 5-11　盆底肌收缩动作时使用 TUI 模式观察肛提肌的完整性

黄色虚线为耻骨联合,白色虚线为肛提肌

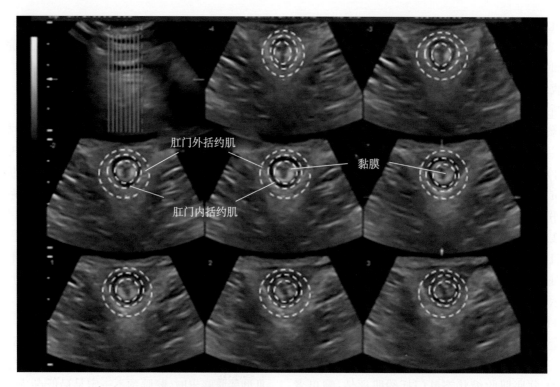

图 5-12　盆底肌收缩动作时使用 TUI 模式观察肛门括约肌的完整性
虚线内分别指的是肛管黏膜及肛门内、外括约肌

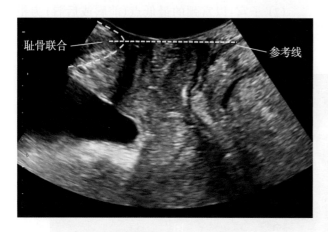

图 5-13　耻骨联合后下缘水平线作为参考线

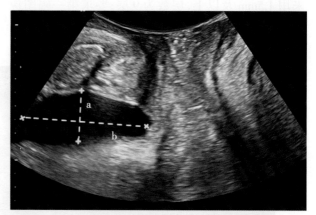

图 5-14　静息状态下膀胱残余尿量的测量
膀胱上下径(a)× 前后径(b)×5.6

（3）直肠：以直肠壶腹部为指示点，测量其与参考线的距离。

（二）测量指标

1. 静息状态

（1）膀胱残余尿：观察有无残余尿，进行残余尿量的测定。具体方法为，以膀胱互相垂直的两个最大径线，上下径（a）和前后径（b），单位为 cm。测量值相乘，再乘以系数 5.6，所得数值即为残余尿量毫升数，即残余尿量 =a×b×5.6（图 5-14）。

（2）逼尿肌厚度：膀胱排空后，超声声束垂直

于膀胱黏膜，首先通过尿道和膀胱颈确定近膀胱中线的部位，一般选择膀胱顶的位置，然后从膀胱壁的黏膜面至浆膜面之间的低回声进行测量（图 5-15）。测量三次取其平均值。

（3）尿道倾斜角：近端尿道与人体纵轴线所形成的夹角（图 5-16）。

（4）膀胱尿道后角：膀胱后壁与近端尿道之间的夹角（图 5-17）。

（5）膀胱颈位置：测量膀胱颈至参考线的垂直

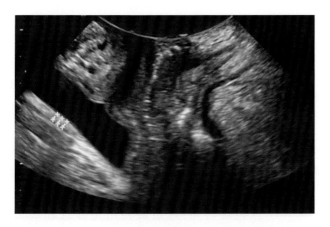

图 5-15　静息状态下膀胱逼尿肌厚度的测量

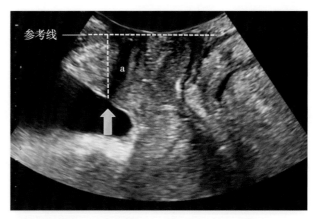

图 5-18　静息状态下膀胱颈位置的测量
a:膀胱颈距参考线的距离;箭头:膀胱颈

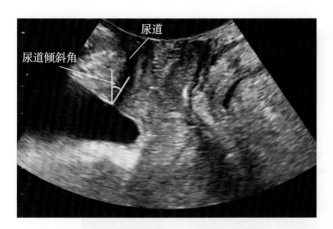

图 5-16　静息状态下尿道倾斜角的测量

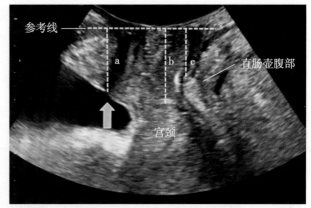

图 5-19　静息状态下膀胱 / 子宫 / 直肠位置的测量
a:膀胱颈距参考线的距离;b:宫颈距参考线的距离;c:直肠
壶腹部距参考线的距离;箭头:膀胱颈

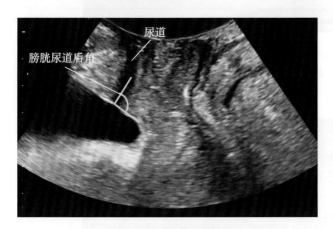

图 5-17　静息状态下膀胱尿道后角的测量

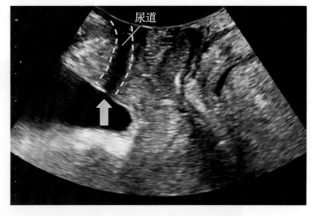

图 5-20　静息状态下观察尿道内口及尿道周围情况
箭头:尿道内口

距离(图 5-18)。

(6)膀胱 / 子宫 / 直肠位置:以耻骨联合后下缘水平线为参考线,测量膀胱 / 子宫颈 / 直肠壶腹部与参考线的距离(图 5-19)。

(7)观察尿道内口有无开放,尿道周围有无囊肿、肿瘤或憩室等(图 5-20)。

(8)肛提肌尿道间隙(图 5-21):轴平面获得肛

提肌裂孔图像后,测量两侧肛提肌与尿道中点的距离。肛提肌尿道间隙在正常情况下两侧对称,间距基本相等。如果双侧不对称,往往提示存在肛提肌损伤。

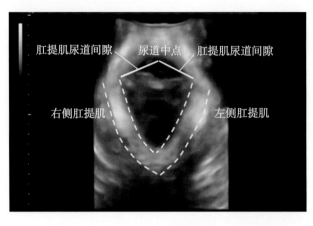

图 5-21 静息状态下肛提肌尿道间隙的测量

2. Valsalva 动作

（1）膀胱颈移动度：测量静息状态与 Valsalva 动作后膀胱颈与耻骨联合后下缘的距离的差值，即为膀胱颈移动度。当 Valsalva 动作后膀胱颈位于参考线水平以上时，为两者数值相减；当 Valsalva 动作后膀胱颈位于参考线水平以下时，为两者数值相加（图5-22，图 5-23）。

（2）尿道内口有无漏斗形成：指的是尿道内口有无开放，成漏斗样改变（图 5-24）。

（3）尿道旋转角：尿道旋转角是静息和最大 Valsalva 动作时尿道倾斜角的差值。当 Valsalva 动

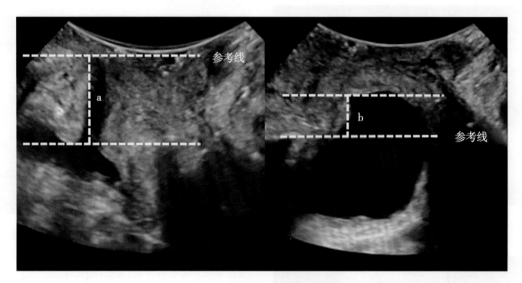

图 5-22 膀胱颈移动度的测量

Valsalva 动作时膀胱颈位于参考线水平以下，则膀胱颈移动度 =a+b

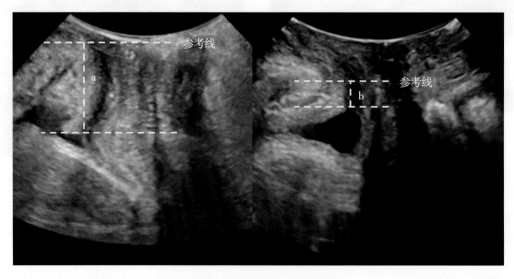

图 5-23 膀胱颈移动度的测量

Valsalva 动作时膀胱颈位于参考线水平以上，则膀胱颈移动度 =a-b

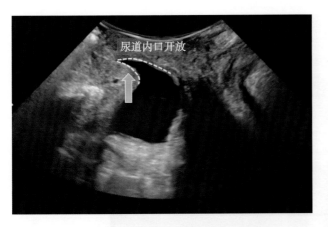

图 5-24　Valsalva 动作时观察尿道内口（箭头）开放

作时尿道跨过人体纵轴线，尿道旋转角为静息时与 Valsalva 动作时的尿道倾斜角数值相加（图 5-25），反之则为静息状态的尿道倾斜角减去 Valsalva 动作时的尿道倾斜角的数值。

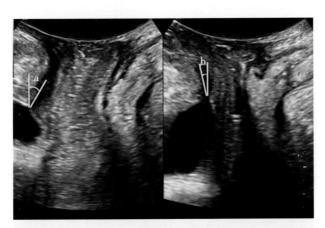

图 5-25　尿道旋转角的测量

Valsalva 动作时尿道跨过人体纵轴线，则尿道旋转角 =a+b

（4）膀胱尿道后角：与静息状态下测量方式相同，观察有无膀胱尿道后角增大（开放），见图 5-26。

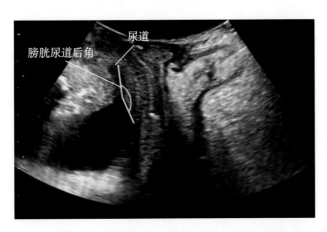

图 5-26　Valsalva 动作时膀胱尿道后角的测量

（5）膀胱 / 子宫 / 直肠下降位置：与静息状态测量方法一致，以耻骨联合后下缘水平线为参考线，测量最大 Valsalva 动作后各脏器最低点与参考线之间的距离（图 5-27）。

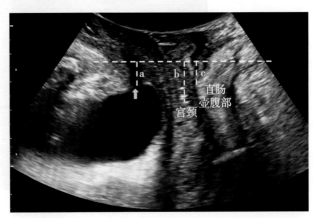

图 5-27　Valsalva 动作时膀胱 / 子宫 / 直肠下降位置的测量

a：膀胱颈距参考线的距离；b：宫颈距参考线的距离；c：直肠壶腹部距参考线的距离；箭头：膀胱颈

（6）直肠膨出的高度：在正中矢状切面最大 Valsalva 动作时，沿肛门内括约肌与肛管平行向头侧引一条延长线，测量膨出物最顶端与其的垂直距离即为直肠膨出的高度（图 5-28）。

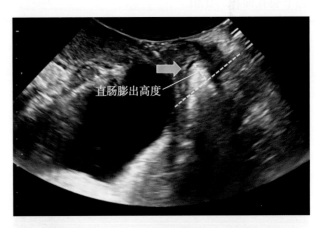

图 5-28　Valsalva 动作时直肠膨出高度的测量

箭头：直肠

（7）肛提肌裂孔面积：因 Valsalva 动作时肛提肌裂孔面积与脏器脱垂有明显的相关性，所以评估脏器脱垂时一般选用最大 Valsalva 动作时的面积来评估。如果肛提肌裂孔明显扩张，最大 Valsalva 动作时耻骨联合后下缘与肛提肌不能同时显示，则需回放图像至肛提肌刚好显示的平面来测量（图 5-29）。

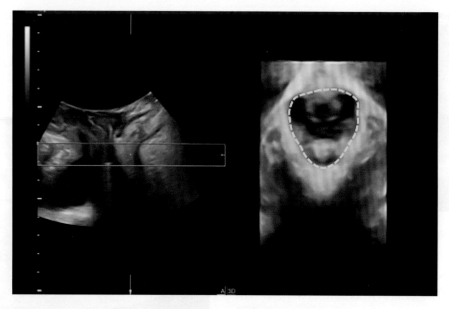

图 5-29　Valsalva 动作时肛提肌裂孔面积的测量

3. 盆底肌收缩动作

(1) 肛提肌耻骨联合间距:正中矢状面测量耻骨直肠肌与耻骨联合下后缘的距离(图 5-30)。

(2) 肛提肌应变率:可采用盆底肌收缩时的裂孔面积来评估肛提肌应变率。即静息状态下肛提肌裂孔面积减去收缩状态下裂孔面积的差值与静息状态下裂孔面积的比值。

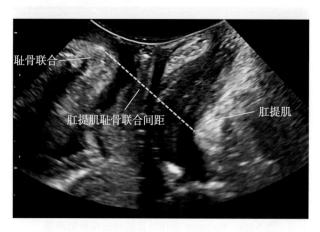

图 5-30　盆底肌收缩动作时肛提肌耻骨联合间距

四、图像优化

1. 选择合适的探头保护套。不推荐使用避孕套,因为顶端的突起可能会导致伪像。推荐使用专门的探头保护套,可使探头与保护套紧密结合减少伪像,同时还要注意排除探头套和探头表面之间的空气。此外,探头套外层也需要涂足够的无菌或消毒型耦合剂,以减少探头与皮肤之间由于空气导致的伪像(图 5-31)。

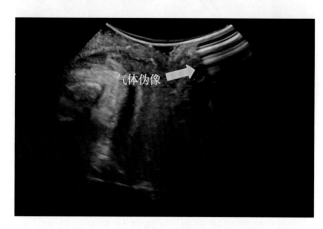

图 5-31　探头与皮肤之间存在空气所导致的伪像

2. 检查初始时注意探头的方向性,探头指示点一般应朝上,此时对应的图像耻骨联合位于图像左侧,直肠位于图像右侧。可通过观察探头与图像移动的方向来判断图像方位是否正确。

3. 如果图像出现回声异常增高或减低的区域,应注意是否为时间—增益补偿的调节异常或是由于气泡等产生的伪像。

4. 检查时探头应紧贴会阴和耻骨联合以确保探头的稳定性。探头表面距离耻骨联合应该不超过 1cm。太大的距离会导致图像显示不佳,并且会对检查结果产生较大影响,重复性差(图 5-32)。

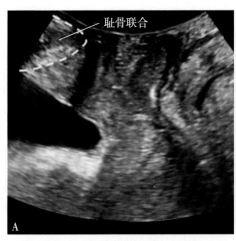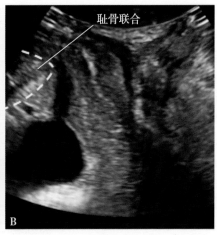

图 5-32　探头与耻骨联合距离过大导致图像质量变差
A. 探头表面与耻骨联合距离 <1cm；B. 探头表面与耻骨联合距离 >1cm

5. 经会阴超声的图像可以通过谐波成像、斑点噪声抑制消除和空间复合成像等技术进行优化。图像深度为 6~7cm 时，放置 2 个聚焦点可以明显提高图像分辨率。

6. 检查时可利用患者的咳嗽动作去除耦合剂内的气泡和碎屑以减少伪像；同时可使探头与会阴紧密贴合，提高图像清晰度。

五、检查技巧

1. Valsalva 状态下进行四维容积成像时，因患者膨出物过大、检查者不够熟练等原因可导致脱靶或动态图像晃动幅度过大，无法获得标准的完整肛提肌裂孔图像及测量肛提肌裂孔相关参数。

对策：

（1）检查者需多次练习，熟练掌握操作方法。检查时探头可随着患者动作缓慢均匀往后下方轻微移动，即可获得更完整图像。

（2）适当缩小图像深度，使远场图像不会丢失。

（3）嘱患者屏气后缓慢均匀用力，避免用力过快导致膨出物迅速下降，无法追踪捕捉图像。

2. 部分患者平卧截石位时不能配合进行盆底肌收缩及 Valsalva 动作。

对策：

（1）做好患者心理疏导，使其克服羞怯心理。

（2）嘱患者去卫生间蹲位练习排尿后盆底肌收缩动作及用力屏气动作后再返回继续检查，一般情况下患者可正常配合。

（3）对于仍然无法配合的患者可采取蹲位或站立位检查。

六、成年女性盆底超声重复性研究及正常参考值

（一）重复性研究

良好的重复性及测量的稳定性与研究结果的准确性及可靠程度密切相关。目前，国内外针对经会阴实时三维超声的测量方法学方面的研究较少，且测量时受检者的体位及动作状态不一致可能导致测量结果产生差异，从而影响准确性。笔者所在中心运用经会阴实时三维超声技术，对正常女性的盆底结构进行超声检查，研究不同操作者评估盆底结构的可重复性及一致性。通过分别测量最大 Valsalva 动作后的膀胱颈移动度（bladder neck descent，BND）及肛提肌裂孔面积（the levator hiatus area on Valsalva，HA），研究不同操作者组内和组间的重复性，比较各组测值的差异。结果表明，不同操作者之间测量正常女性膀胱颈移动度、肛提肌裂孔面积的 ICC 分别为 0.91、0.82 和 0.98、0.95，CV 分别为 8.7%、7.65% 和 4.8%、3.38%。经验丰富的操作者重复性优于经验较少者。Bland-Altman 图像分析结果显示，两位不同经验操作者之间一致性较好。研究说明，运用经会阴实时三维超声技术检测女性盆底结构在不同操作者间的总体重复性和一致性较好。高年资操作者检测效能优于低年资操作者，通过加强对低年资医师的培训可进一步提高其测量准确性。

（二）正常参考值

确定正常女性盆底结构的参考值可对盆底功能障碍性疾病的评估与诊断提供参考。目前，国内

外仅有少量文献针对未育女性的盆底结构进行研究,且部分文献在方法学上并未进行严格控制。以下参考值范围主要由文献研究及笔者所在中心临床大样本的研究结果共同制订。

1. 膀胱残余尿　正常情况下应 <50ml。

2. 逼尿肌厚度　正常值 <5mm,当逼尿肌的厚度超过 5mm 时,可能与逼尿肌的过度活动有关。需要注意的是,测量时残余尿必须 <50ml,如果增厚还需注意与局限性膀胱收缩及膀胱自身病变相鉴别。

3. 静息时尿道倾斜角　正常值 <30°。

4. 膀胱尿道后角　据文献报道,正常值为静息状态下 <110°,Valsalva 动作后 <140°。

5. 膀胱 / 子宫 / 直肠位置　无论静息状态还是 Valsalva 状态均要位于参考水平线以上。根据国外文献报道,即使子宫位于参考线上,当子宫颈与参考线间的距离 <15mm 时即可诊断轻度子宫脱垂,低于参考线为明显子宫脱垂。

6. 膀胱颈移动度　正常值为 <25mm,≥25mm 为膀胱颈移动度增大。

7. 尿道旋转角　正常值应 <45°。

8. 肛提肌裂孔面积　国外文献报道的裂孔面积大小参考值为:Valsalva 动作时 <25cm^2 为正常,30~34.9cm^2 为轻度扩张,35~39.9cm^2 为中度扩张,>40cm^2 为重度扩张。因种族差异,国内外女性的裂孔面积有所差异。经过笔者所在中心大样本临床研究的结果显示,成年女性最大 Valsalva 动作时裂孔面积一般 <20cm^2。

9. 肛提肌尿道间隙　据国外文献报道,成年女性肛提肌尿道间隙的正常值为 25mm。国内学者通过与 MRI 的联合研究认为我国成年女性的正常值为 23.65mm。

(黄泽萍　武佳薇　张新玲)

参考文献

1. Speksnijder L,Rousian M,Steegers EA,et al. Agreement and reliability of pelvic floor measurements during contraction using three-dimensional pelvic floor ultrasound and virtual reality. Ultrasound Obstet Gynecol,2012,40(1):87-92.

2. Cheung RY,Shek KL,Chan SS,et al. Pelvic floor biometry and pelvic organ mobility in East Asian and Caucasian nulliparae. Ultrasound Obstet Gynecol,2014.

3. Adisuroso T,Shek KL,Dietz HP. Tomographic ultrasound imaging of the pelvic floor in nulliparous pregnant women:limits of normality. Ultrasound Obstet Gynecol,2012,39(6):698-703.

4. Dietz HP,Steensma AB,Hastings R. Three-dimensional ultrasound imaging of the pelvic floor:the effect of parturition on paravaginal support structures. Ultrasound Obstet Gynecol,2003,21(6):589-595.

5. Dietz HP,Steensma AB,Vancaillie TG. Levator function in nulliparous women. Int Urogynecol J Pelvic Floor Dysfunct,2003,14(1):24-26;discussion 26.

6. Dietz HP,Eldridge A,Grace M,et al. Pelvic organ descent in young nulligravid women. Am J Obstet Gynecol,2004,191(1):95-99.

7. 应涛,胡兵,李勤,等. 未育女性盆膈裂孔的三维超声影像学观察. 中国超声医学杂志,2007,23(11):849-852.

8. 邵春娟,应涛,朱兆领,等. 经会阴二维超声动态观察和评估未育女性盆底. 中国医学影像技术,2011,27(7):1459-1462.

9. 徐繁华,王慧芳,陈华. 经会阴二维超声观察未育女性前盆腔. 中国医学影像技术,2012,28(8):1587-1590.

10. 黄泽萍,毛永江,杨丽新,等. 经会阴实时三维超声评估正常女性盆底结构的重复性研究. 中华超声影像学杂志,2014(11):966-969.

11. 肖汀,张新玲,杨丽新,等. 超声观察膀胱颈在压力性尿失禁诊断中的研究. 中国超声医学杂志,2016,32(9):822-825.

12. 肖汀,张新玲,杨丽新,等. 超声测量肛提肌裂孔面积在女性压力性尿失禁诊断中的应用. 中国医学影像技术,2016,32(9):1419-1422.

13. 肖汀,张新玲,杨丽新,等. 超声观察尿道旋转角在女性压力性尿失禁中的应用. 中国临床医学影像杂志,2017,28(5):374-375.

14. Zhuang RR,Song YF,Chen ZQ,et al. Levator avulsion using a tomographic ultrasound and magnetic resonance-based model. Am J obstet Gynecol,2001,205(3):232.e1-e8.

第六章

前腔室异常的超声评估

女性前腔室的解剖结构主要包括阴道前壁、膀胱、尿道。临床常见的前腔室功能障碍性疾病主要包括前腔室脏器的脱垂和压力性尿失禁等,是妇科泌尿学常见疾病之一。据国内外资料显示,大约13%~21%的女性患有不同程度的膀胱膨出和压力性尿失禁;而中老年女性中,大约50%的妇女患有不同程度的膀胱膨出和尿失禁。该类疾病已经成为影响人类生活质量的五大慢性疾病之一,并引发了女性一系列的社会生活和身心健康障碍,又被称为"社交癌"。

病因学研究发现,引起前腔室功能障碍的病因是多方面的,如妊娠、分娩、先天性因素、肥胖、雌激素缺乏、盆腔手术和神经损害等。其中,经阴道分娩和先天性因素是最突出的原因,有学者认为妊娠和分娩特别是经阴道分娩可导致女性盆底的损伤;更年期妇女由于盆底支持结构萎缩及膀胱周围筋膜薄弱也可导致膀胱膨出与压力性尿失禁,而盆腔脏器的脱垂同时也具有遗传的特性。上述病因均可引起盆底支持结构的改变,如盆底肌、韧带及筋膜的损伤或薄弱,从而导致盆底整体支持功能下降而出现脏器的脱垂和(或)尿失禁。该类疾病如果能够在早期进行诊断,那么多数患者可以通过盆底肌肉功能训练等达到治疗目的。但在国内,由于该类疾病长期不受重视以及缺乏早期诊断的有效检查方法等原因,往往患者就诊时症状已经比较严重,需要手术治疗才能改善症状。因此,早期、合理、有效的诊断和及时的治疗有助于提高女性盆腔脏器脱垂和压力性尿失禁患者的预后及生活质量。

目前,临床上主要采用 POP-Q 评分来评估盆腔脏器脱垂的程度,但该方法经验依赖性强,结论具有一定的主观性。而对于压力性尿失禁的诊断来讲,

除常规的体格检查及相关神经系统检查外,常用的辅助诊断方法还包括压力试验、指压实验、棉签实验及尿动力检查等。压力试验等是主观性检查,尿动力学检查是操作复杂的微创检查,且影响因素较多,因此影像学检查日益受到重视。主要包括 MRI 检查、X 线排泄造影、CT 和超声检查。MRI 检查可以清晰显示静息状态下的盆底结构,但对于 Valsalva 状态下的盆腔脏器位置改变,无法实现真正的动态实时显示,尤其是难以克服肛提肌共激活所致的假阴性结果,且费用相对较高;此外,对于吊带及生物材料补片等植入术后的患者,因该类植入材料与软组织信号类似,MRI 检查难以清晰显示其形态及位置,无法做出进一步的评估。CT 和 X 线排泄造影具有辐射性,尤其是 X 线排泄造影是微创检查,故难以作为常规筛查方法应用。超声检查因其具有经济、便捷、无创、重复性好及易于被患者接受等优势,正日益成为临床重要的辅助诊断方法。

女性盆底超声检查方法有经腹壁超声检查、经会阴超声检查及经阴道或经直肠腔内超声检查,其中经会阴超声检查是目前国际上应用最广泛的检查方法。采用经腹超声检查时,容易受腹壁、骨骼、膀胱、肠道内容物等的干扰,较难获取清晰的尿道及尿道周围组织的声像图。采用经阴道或经直肠超声检查时,由于探头放置在腔内检查,所以会对周围组织产生一定的压迫而不易获得准确和客观的检查结果。经会阴超声检查则可避免腹壁、骨骼、肠道内容物等的干扰,保证了尿道及其周围组织处于自然生理状态,有利于获取客观、真实的超声图像。

经会阴二维超声检查时,正中矢状切面可显示膀胱、尿道及其周围组织。静息状态下,可观察尿道周围结构膀胱黏膜面是否光滑、膀胱壁有无增厚及

尿道内口有无开放,膀胱尿道后角是否完整等,同时还可以进行膀胱残余尿量、膀胱逼尿肌厚度、膀胱颈位置、尿道倾斜角等的测量。在最大 Valsalva 动作时,可观察膀胱、尿道、子宫及直肠等脏器的位置,还可以测量膀胱下降位置、膀胱颈的活动度、膀胱尿道后角角度、尿道旋转角度及观察尿道内口漏斗形成等。实时三维超声可涵盖所有二维超声检查的内容,尤其是能获得二维超声无法显示的盆底轴平面,对女性盆底结构进行多平面、多角度的观察。同时,实时三维超声还能对疾病治疗效果,如吊带或网片植入后的疗效进行客观评估。

第一节
尿道周围病变

经会阴超声可辅助临床,对尿道周围的多种病变,如尿道钙化、憩室、囊肿、脓肿、尿道阴道瘘等做出诊断。既往女性尿道及尿道周围病变的检查主要是通过临床症状及实验室检查,少数可通过膀胱镜进行检查。但是临床症状及实验室检查均缺乏特异性且不够直观,膀胱镜为微创性检查也不宜常规开展。而采用超声观察女性尿道及其周围病变则具有直观、定位准确的优势。经会阴超声不仅可以通过正中矢状切面观察尿道的全程及尿道周围组织,还可以利用三维超声进一步观察病变的大小、形态以及与尿道的关系,分析静息状态和增加腹压(如 Valsalva 动作)后尿道及病变的变化情况。经会阴超声检查时,尿道显示为一纵向的低回声带,这一低回声带包括尿道黏膜、血管丛和尿道平滑肌,尿道及其周围组织结构的异常可由经会阴超声检查发现并做出诊断。

（一）尿道钙化

尿道炎症可并发尿道黏膜层纤维钙化点,在尿

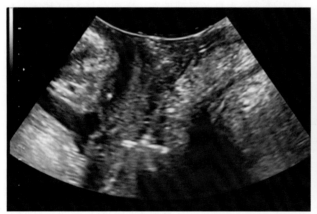
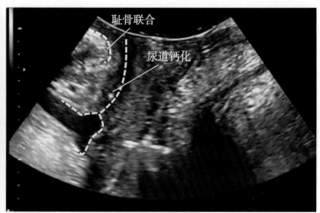

图 6-1A　尿道单个钙化斑
尿道内见单个强回声钙化斑(正中矢状面)

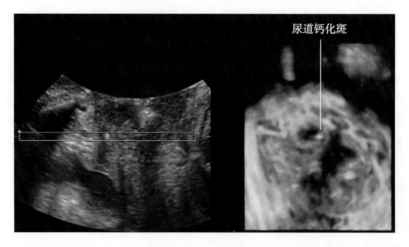

图 6-1B　尿道单个钙化斑
尿道 4 点钟位置钙化斑(3D 轴平面)

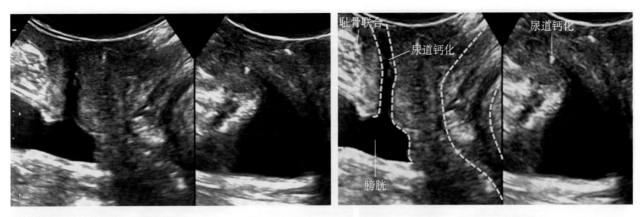

图 6-2　尿道单个钙化斑

尿道内可见单个强回声钙化斑,上图左为静息状态,上图右为 Valsalva 动作(正中矢状面)

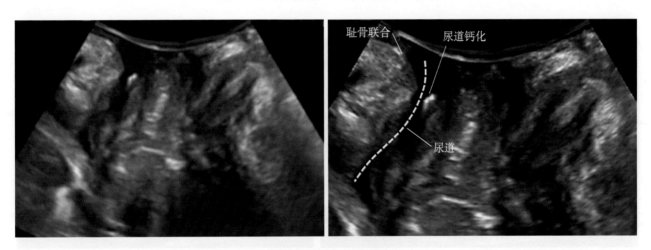

图 6-3　尿道单个钙化斑

尿道内可见单个强回声钙化斑(正中矢状面)

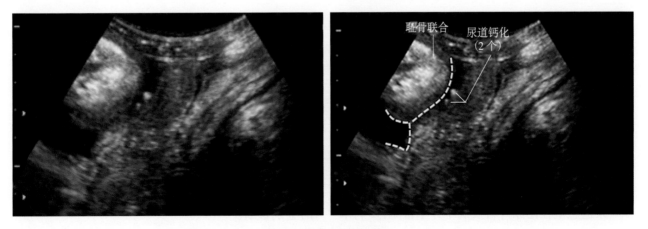

图 6-4　尿道两个钙化斑

尿道内可见两个强回声钙化斑(正中矢状面)

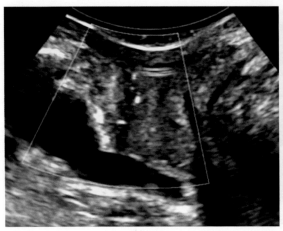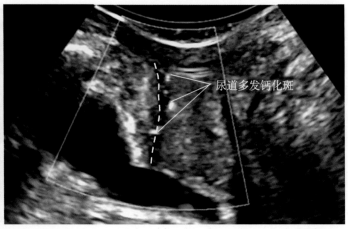

尿道多发钙化斑

图 6-5　尿道多发钙化斑
尿道内可见多个强回声钙化斑(正中矢状面)

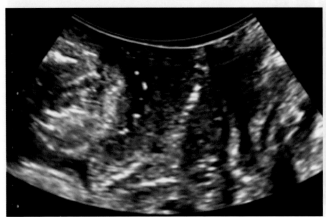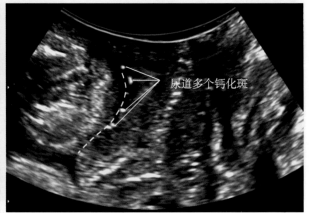

尿道多个钙化斑

图 6-6　尿道多发钙化斑
尿道内可见多个强回声钙化斑(正中矢状面)

道内可见高回声或强回声斑,边界清晰,可为单发或多发,伴有或不伴有后方声影(图 6-1~图 6-6)。

(二)尿道囊肿

尿道囊肿分为先天性和后天性两种,超声表现为在尿道周围可见圆形或类圆形无回声或低回声区,边界清晰,与尿道不相通,可发生于尿道的任何区段,后方回声增强,可为单发或多发(图 6-7~图 6-11)。

(三)尿道憩室

尿道憩室在泌尿外科疾病中并不常见,发病率约为 0.6%~6%,是局限性的尿道囊状或管状扩张,囊状或管状扩张和正常尿道有交通。尿道憩室分为先天性和后天性两种,女性多见,多为单发,位于尿道与阴道之间。声像图表现为在尿道周围可见不规则形的无回声或低回声区,与尿道相通,边界清晰,后方回声增强(图 6-12,图 6-13)。通过静息状态及 Valsalva 动作观察囊肿同尿道之间的关系,有助于尿道憩室与尿道囊肿的鉴别诊断。

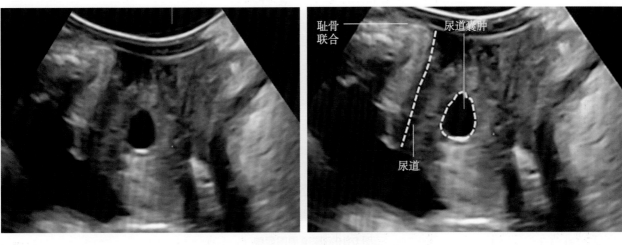

图 6-7　尿道周围囊肿

尿道后方可见一类圆形无回声区,边界清晰,与尿道不相通,后方回声增强(正中矢状面)

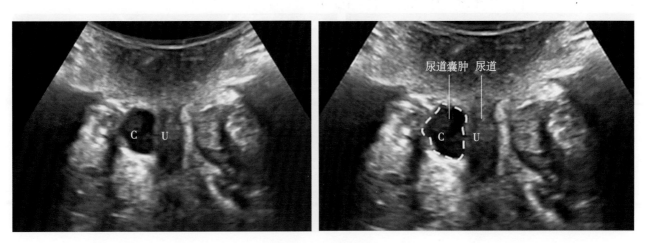

图 6-8　尿道周围囊肿

尿道旁可见一类圆形无回声区(C),边界清晰,与尿道(U)不相通,后方回声增强(旁矢状面)

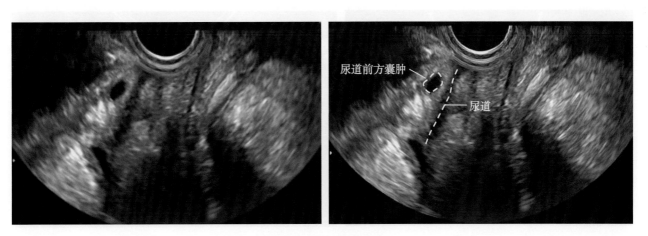

图 6-9　尿道前方囊肿

尿道前方可见一类圆形无回声区,边界清晰,与尿道不相通,后方回声增强(正中矢状面)

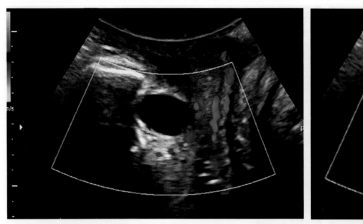
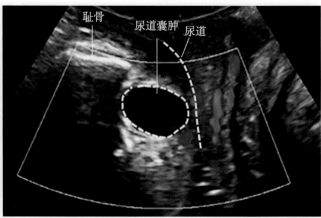

图 6-10　尿道周围囊肿

尿道前方可见一类圆形无回声区,边界清晰,与尿道不相通,后方回声增强(旁矢状面)

CDFI:无回声区内未见明显血流信号

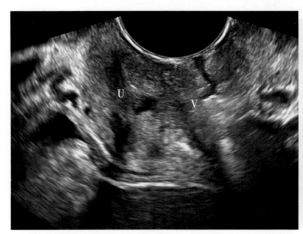
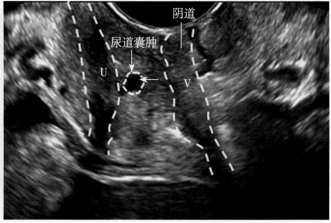

图 6-11A　尿道周围囊肿

尿道与阴道之间可见一类圆形无回声区(箭头所示),边界清晰,与尿道不相通,后方回声增强(旁矢状面)

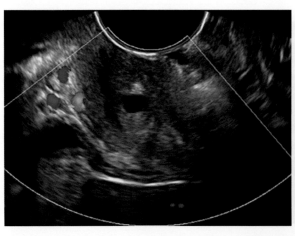
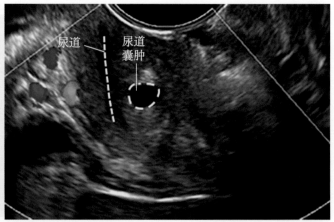

图 6-11B　尿道后方囊肿

尿道后方可见一类圆形无回声区,边界清晰,与尿道不相通,后方回声增强。CDFI:无回声区内未见明显血流信号(旁矢状面)

44

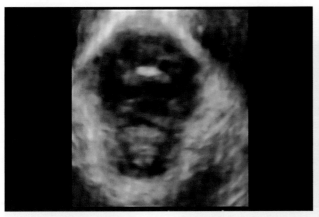
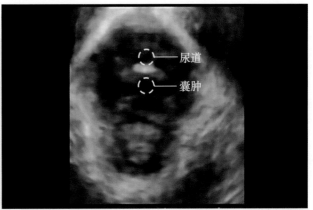

尿道

囊肿

图 6-11C　尿道后方囊肿

尿道后方可见囊肿,与尿道不相通(3D 轴平面)

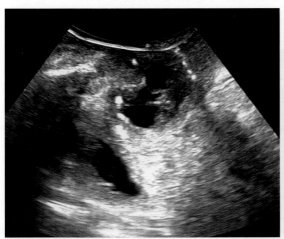
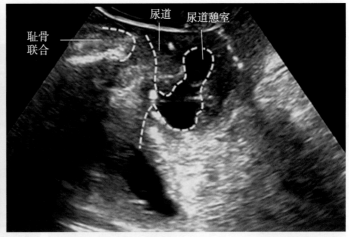

耻骨
联合

尿道　尿道憩室

图 6-12A　尿道憩室

尿道旁可见不规则形低回声区,与尿道相通,为尿道憩室(旁矢状面)

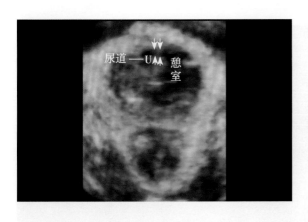

尿道 —U　憩室

图 6-12B　尿道憩室

尿道旁可见不规则形的低回声区,与
尿道相通,为尿道憩室(3D 轴平面)。

箭头:尿道与憩室之间的通道

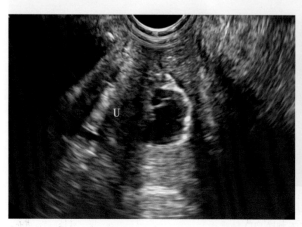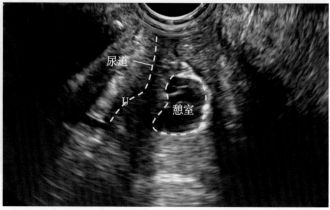

图 6-13A　尿道憩室术前及术后评估

术前超声:尿道旁可见不规则形无回声,与尿道相通,后方回声增强,考虑为尿道憩室(旁矢状面)。

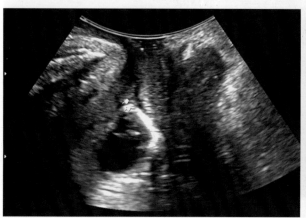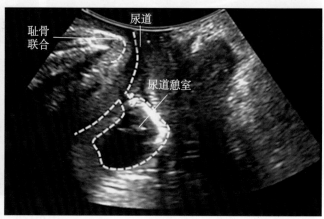

图 6-13B　尿道憩室术前及术后评估

尿道旁可见不规则形的无回声,无回声区与尿道之间可见通道(手指所指),考虑为尿道憩室(旁矢状面)

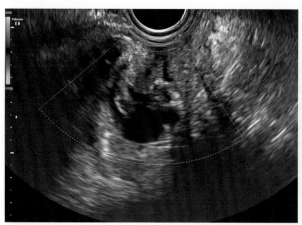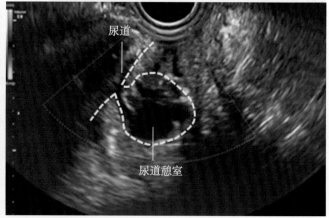

图 6-13C　尿道憩室术前及术后评估

术前超声 CDFI:尿道憩室内未探及明显血流信号

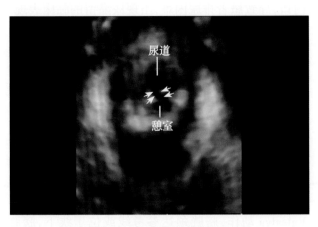

图 6-13D　尿道憩室术前及术后评估

术前超声：尿道旁可见不规则形的无回声，与尿道相通，尿道和憩室之间存在通道（箭头所示，3D轴平面）。

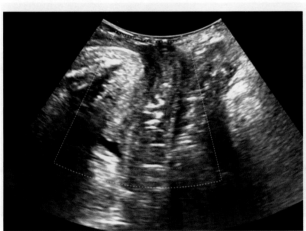

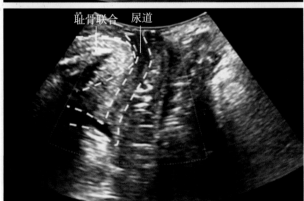

图 6-13E　尿道憩室术前及术后评估

尿道憩室患者术后超声复查，原尿道憩室已消失，原尿道旁憩室处可见多个点状／带状高回声，考虑术后改变

膀胱膨出

膀胱膨出是妇科泌尿学中常见的疾病之一，妊娠和分娩是导致膀胱膨出的重要原因，而更年期妇女由于盆底支持结构萎缩及膀胱周围筋膜薄弱可导致膀胱膨出。经会阴超声检查可直观地了解尿道、膀胱解剖位置及部分功能的改变，从而为临床诊断膀胱膨出提供客观依据。

检查方法：经会阴超声检查时，患者取截石位，适当的充盈膀胱（残余尿量小于50ml），在检查的过程中必须始终保持探头与会阴之间贴附紧密。静息状态下，正中矢状切面观察尿道及膀胱的位置，随后嘱咐患者做 Valsalva 动作，动态实时的观察各脏器移动的情况。在患者做 Valsalva 动作时，不要用探头挤压膨出物，以免出现假阴性结果；并且探头同时要向会阴后下方轻微移动，以避免丢失观察目标。如果不能获得有效的 Valsalva 动作，可以叫患者站立位检查。

经典的膀胱膨出影像学分型方法最初是由 Green 提出的。Green 提出 X 线下膀胱尿道成像术中膀胱膨出的分型，分为Ⅰ型、Ⅱ型及Ⅲ型（图6-14）。因为 X 线下膀胱尿道成像术是微创检查，且具有放射性，不能反复动态观察，所以其临床应用受到一定限制。参照 Green 提出的 X 线下膀胱膨出

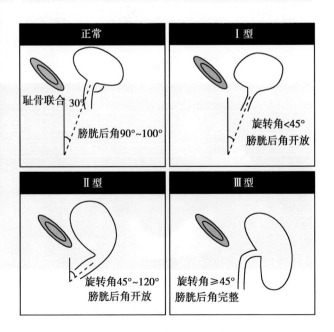

图 6-14　膀胱膨出分型示意图

分型,通过经会阴超声检查,根据正中矢状切面下,静息状态下及最大 Valsalva 动作时膀胱尿道后角的完整性及尿道旋转角度,总结出超声下的膀胱膨出共分三种类型:Ⅰ 型:Valsalva 动作,膀胱尿道后角 ≥140°,尿道旋转角 <45°;Ⅱ 型:Valsalva 动作,膀胱尿道后角 ≥140°,尿道旋转角 ≥45°;Ⅲ 型:膀胱尿道后角 <140°,尿道旋转角 ≥45°。

由于不同类型的膀胱膨出有着不同的病因病理基础及临床表现,因此通过经会阴超声检查对膀胱膨出进行分型具有重要意义。Ⅱ 型膀胱膨出患者常有压力性尿失禁但肛提肌完整,Ⅲ 型膀胱膨出患者常有压力性尿失禁并伴不同程度的排尿困难及分娩所致的肛提肌损伤及断裂。这和经会阴超声检查所观察到的膀胱尿道后角是否开放具有一致性,Ⅲ型膀胱膨出患者膀胱尿道后角完整(<140°)而尿道

旋转角过大(≥45°),此时膀胱最低点明显低于尿道内口,导致患者排尿困难,出现尿潴留的临床表现。通过经会阴超声检查可对膀胱膨出进行合理分型,从而为临床医生制订正确的治疗方案提供有力依据。

（一）Ⅰ 型膀胱膨出

Ⅰ 型膀胱膨出:Valsalva 动作,膀胱颈达参考线或位于线下,膀胱尿道后角 ≥140°,尿道旋转角 <45°(图 6-15~ 图 6-17)。

（二）Ⅱ 型膀胱膨出

Ⅱ 型膀胱膨出(膀胱脱垂伴膀胱后角开放):Valsalva 动作,膀胱颈达参考线或位于线下,膀胱尿道后角 ≥140°,尿道旋转角 ≥45°(图 6-18~ 图 6-23)。

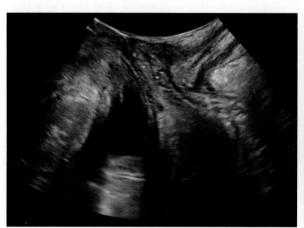
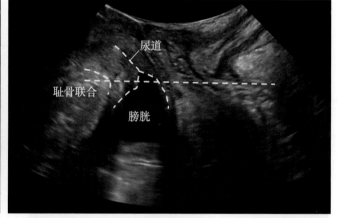

图 6-15 Ⅰ型膀胱膨出

最大 Valsalva 状态,膀胱位于参考线下,膀胱尿道后角 >140°,尿道旋转角 <45°

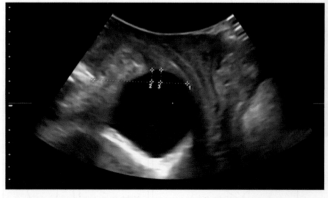
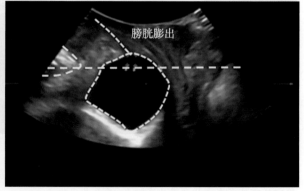

图 6-16A Ⅰ型膀胱膨出

最大 Valsalva 状态,膀胱位于参考线下,膀胱尿道后角 >140°,尿道旋转角 <45°

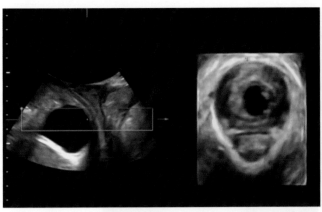
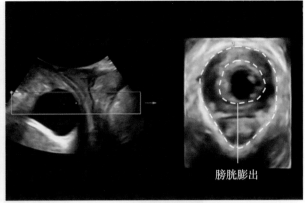

图 6-16B　Ⅰ型膀胱膨出

Render 模式最大 Valsalva 动作:正中矢状面可见膀胱位于参考线以下,轴平面可见膀胱膨出,肛提肌裂孔扩张声像

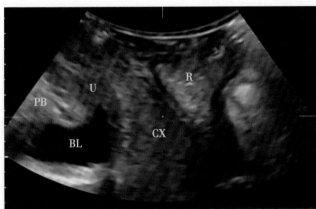
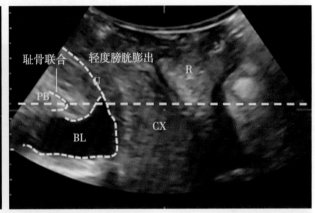

图 6-17　Ⅰ型膀胱膨出

最大 Valsalva 动作,膀胱颈位于参考线以下,膀胱尿道后角 >140°,尿道旋转角 <45°,同时合并子宫脱垂,宫颈位于参考线以下。
PB:耻骨,U:尿道,BL:膀胱,R:直肠腹壶部,CX:宫颈

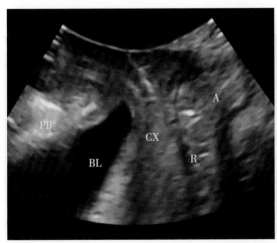
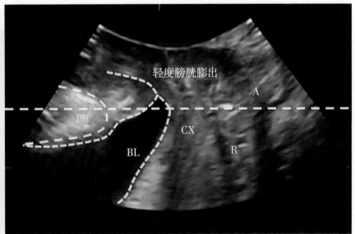

图 6-18A　Ⅱ型轻度膀胱膨出

最大 Valsalva 动作,膀胱颈位于参考线以下(<10mm),膀胱尿道后角 >140°,尿道旋转角 >45°。PB:耻骨,BL:膀胱,CX:宫颈,R:
直肠腹壶部,A:肛管

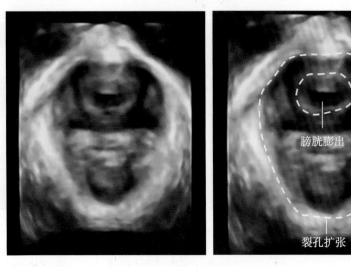

图 6-18B　Ⅱ型轻度膀胱膨出

3D 轴平面可见膀胱膨出，肛提肌裂孔扩张声像

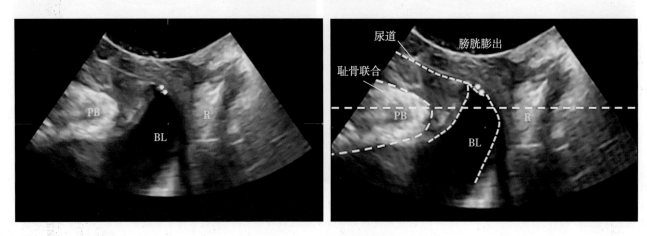

图 6-19A　Ⅱ型轻度膀胱膨出

最大 Valsalva 动作，膀胱颈位于参考线以下（<10mm），膀胱尿道后角开放，尿道内口开放，漏斗形成（手指所指），尿道旋转角>45°。PB：耻骨，BL：膀胱，R：直肠腹壶部

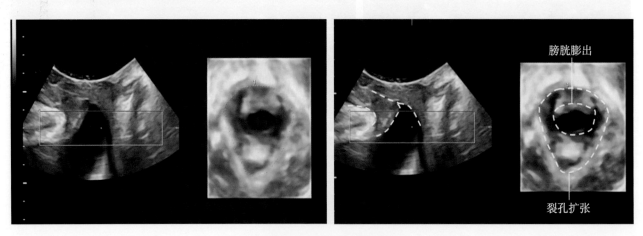

图 6-19B　Ⅱ型轻度膀胱膨出

Render 模式最大 Valsalva 动作：正中矢状面可见膀胱位于参考线以下，轴平面可见膀胱膨出，肛提肌裂孔无扩张

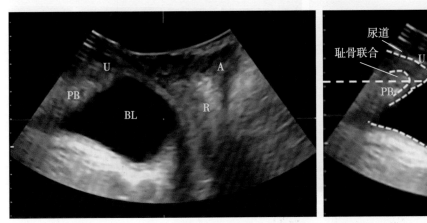
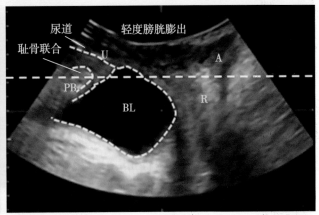

图 6-20A　Ⅱ型轻度膀胱膨出并肛提肌断裂

最大 Valsalva 动作,可见膀胱膨出,膀胱尿道后角开放。PB:耻骨,U:尿道,BL:膀胱,R:直肠腹壶部,A:肛管

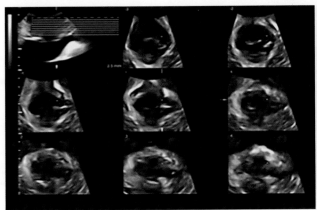
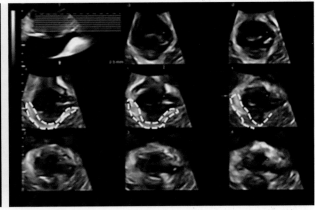

图 6-20B　Ⅱ型轻度膀胱膨出并肛提肌断裂

TUI 模式,盆底肌收缩状态可见该患者的左侧肛提肌断裂(轴平面)

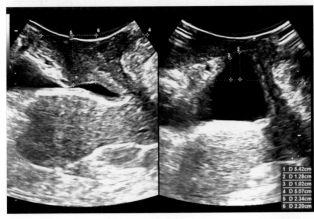
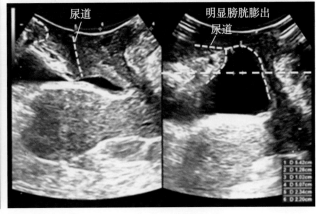

图 6-21A　Ⅱ型明显膀胱膨出

上图左为静息状态,右为最大 Valsalva 动作,膀胱颈的移动度增加,膀胱颈位于参考线以下(>10mm),膀胱尿道后角 >140°,尿道旋转角 >45°

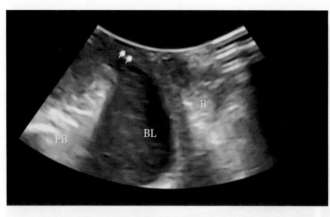
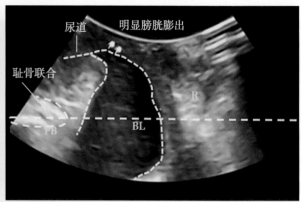

图 6-21B　Ⅱ型明显膀胱膨出

最大 Valsalva 动作,可见膀胱膨出,尿道内口开放呈漏斗状(手指所指)。PB:耻骨,BL:膀胱,R:直肠腹壶部

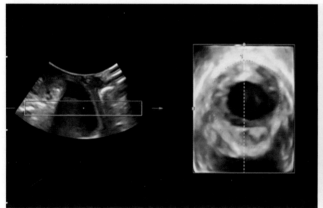
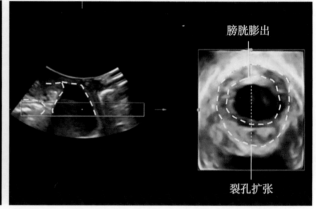

图 6-21C　Ⅱ型明显膀胱膨出

Render 模式最大 Valsalva 动作:正中矢状面可见膀胱颈位于参考线以下,轴平面可见膀胱膨出,肛提肌裂孔扩张

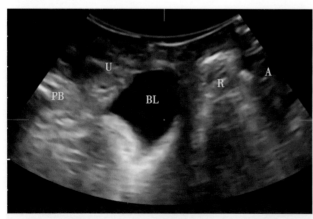
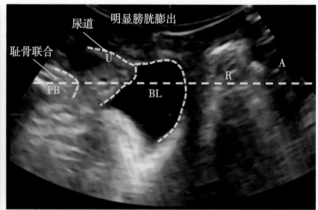

图 6-22A　Ⅱ型明显膀胱膨出

最大 Valsalva 动作,可见膀胱膨出,膀胱尿道后角开放。PB:耻骨,U:尿道,BL:膀胱,R:直肠腹壶部,A:肛管

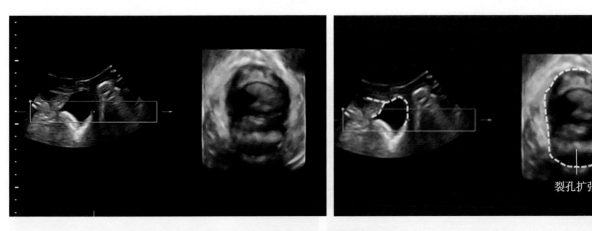

图 6-22B　Ⅱ型明显膀胱膨出

Render 模式,最大 Valsalva 动作:正中矢状面可见膀胱位于参考线下,膀胱膨出,轴平面显示肛提肌裂孔扩张

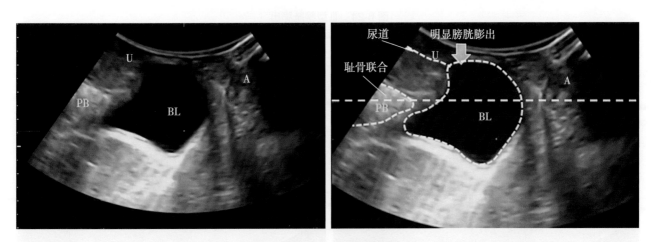

图 6-23A　Ⅱ型明显膀胱膨出

最大 Valsalva 动作,可见膀胱膨出,膀胱尿道后角开放。PB:耻骨,U:尿道,BL:膀胱,A:肛管

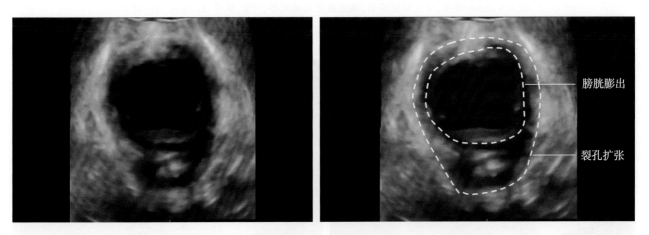

图 6-23B　Ⅱ型明显膀胱膨出

Render 模式,最大 Valsalva 动作:可见明显膀胱膨出,肛提肌裂孔明显扩张(轴平面)

（三）Ⅲ型膀胱膨出

Ⅲ型膀胱膨出（膀胱脱垂伴完整的膀胱后角）：Valsalva 动作，膀胱最低点达参考线或位于线下，膀胱尿道后角 <140°，尿道旋转角≥45°（图 6-24～图 6-30）。

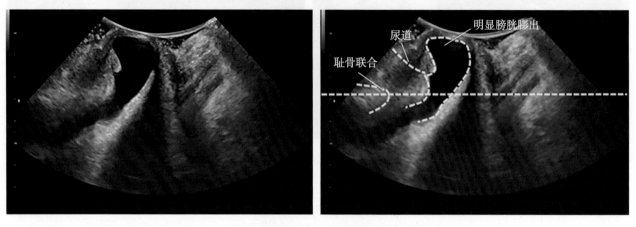

图 6-24　Ⅲ型膀胱膨出

最大 Valsalva 动作，膀胱膨出，膀胱最低点低于尿道内口，膀胱尿道后角完整

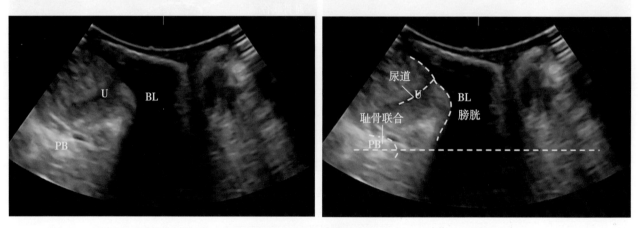

图 6-25　Ⅲ型膀胱膨出

最大 Valsalva 动作，可见膀胱膨出，膀胱尿道后角完整。PB：耻骨，U：尿道，BL：膀胱

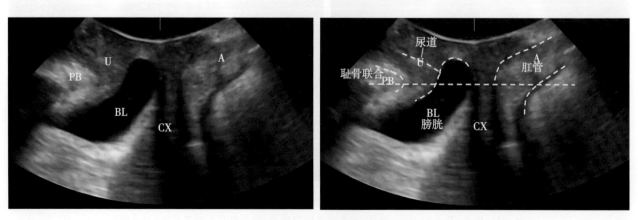

图 6-26　Ⅲ型膀胱膨出

最大 Valsalva 动作，可见膀胱膨出，膀胱尿道后角完整。PB：耻骨，U：尿道，BL：膀胱，CX：宫颈，A：肛管

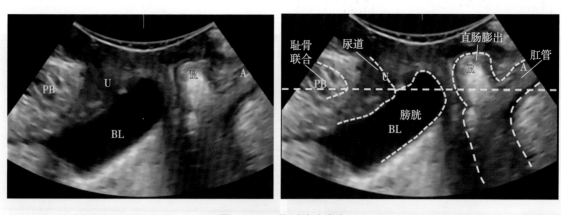

图 6-27A　Ⅲ型膀胱膨出

最大 Valsalva 动作,可见膀胱膨出,膀胱尿道后角完整。PB:耻骨,U:尿道,BL:膀胱,R:直肠腹壶部,A:肛管

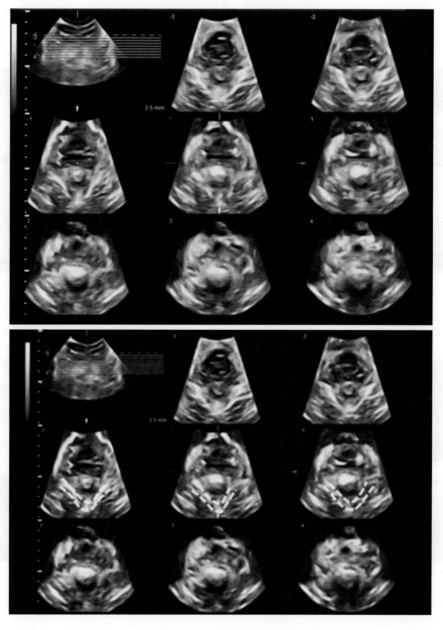

图 6-27B　Ⅲ型膀胱膨出

TUI 模式,盆底肌收缩状态可见双侧肛提肌断裂(虚线所示,轴平面)

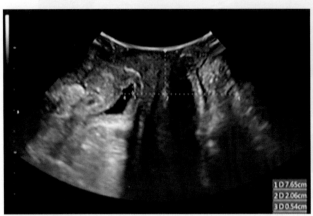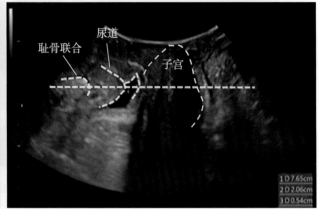

图 6-28A　Ⅲ型膀胱膨出

最大 Valsalva 动作,可见膀胱膨出,膀胱尿道后角完整,同时合并子宫脱垂

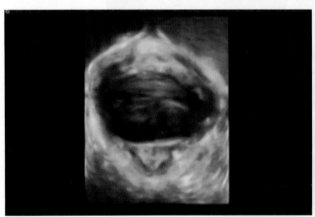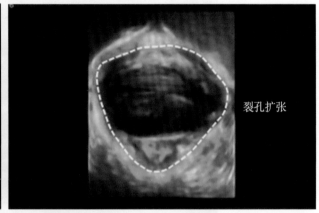

图 6-28B　Ⅲ型膀胱膨出

Render 模式,最大 Valsalva 动作可见肛提肌裂孔明显扩张(轴平面)

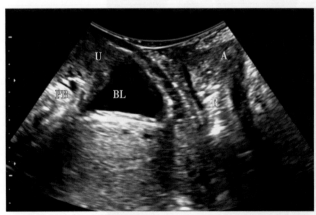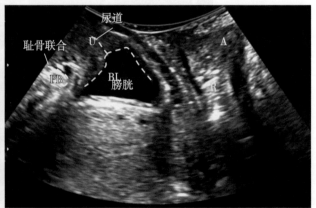

图 6-29A　Ⅲ型膀胱膨出

最大 Valsalva 动作,可见膀胱膨出,膀胱尿道后角完整。PB:耻骨,U:尿道,BL:膀胱,R:直肠腹壶部,A:肛管

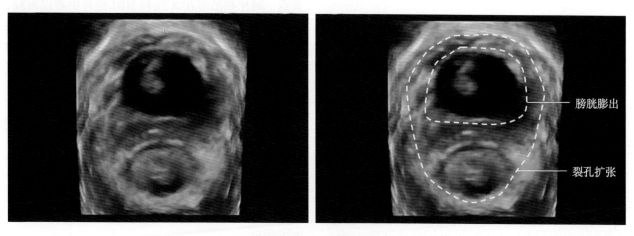

图 6-29B Ⅲ型膀胱膨出

Render 模式,最大 Valsalva 动作可见膀胱膨出,肛提肌裂孔扩张(轴平面)

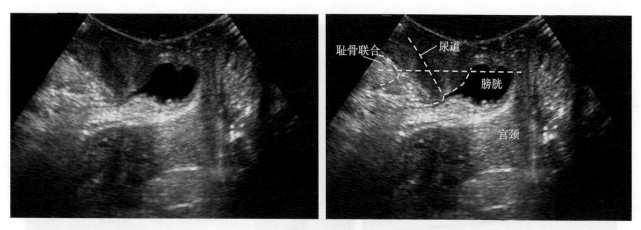

图 6-30A Ⅲ型膀胱膨出

最大 Valsalva 动作,可见膀胱膨出,膀胱尿道后角完整

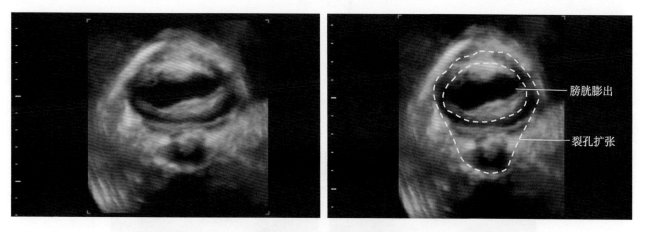

图 6-30B Ⅲ型膀胱膨出

Render 模式,最大 Valsalva 动作可见膀胱膨出,肛提肌裂孔扩张(轴平面)

第三节

前腔室植入材料的评估

手术是治疗压力性尿失禁和盆腔器官重度脱垂的重要方法之一。近十年来,采用人工合成材料的尿道悬吊术如经阴道无张力尿道中段悬吊术(tension free vaginal tape,TVT)、耻骨弓上悬吊术(supraubc arch sling,SPARC)、经闭孔阴道无张力尿道中段悬吊术(tansobturator tension-free vaginal tape,TVT-O)等发展迅速,吊带或网片的植入已经成为许多发达国家治疗重度尿失禁的首选方式。盆底手术后植入材料是否对周围脏器存在损伤及植入材料的暴露、移位和挛缩等,均是术后观察的

重点。网片和吊带在 X 线和 MRI 检查中难以发现,而超声检查却可以清晰显示,因此,超声在盆底植入材料成像方面有着独特的优势,被广泛用于盆底手术术后植入材料的观察。通过超声成像,可清楚了解吊带的位置和功能,评估术后吊带的生物力学特点,并对术后并发症如压力性尿失禁复发、排尿困难、吊带移位及断裂、术后周围血肿等进行较为准确的评价。不同的吊带及网片的回声是不同的,但在超声检查时大部分植入材料表现为高回声,因此,我们可通过观察吊带与尿道之间的距离、腹压增加(如 Valsalva 动作)时吊带形态的变化来判断手术效果。

1. TVT 术后吊带正常(图 6-31)。
2. 前盆腔重建术术后网片正常(图 6-32)。

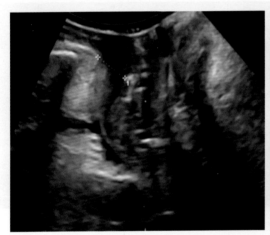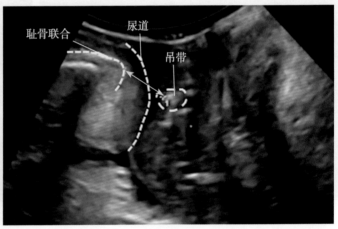

图 6-31A　TVT 术后吊带位置正常

静息状态,正中矢状面测量尿道后方吊带与耻骨联合后下缘之间的距离(如双向箭头所示)

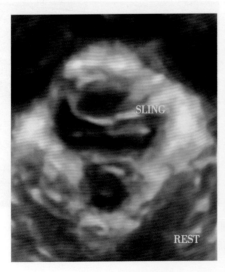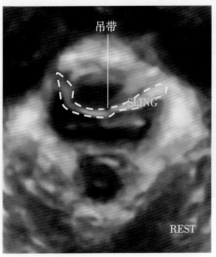

图 6-31B　TVT 术后吊带位置正常

静息状态,吊带清晰显示,位于尿道及阴道之间(轴平面)

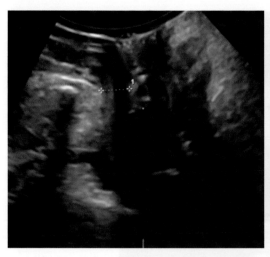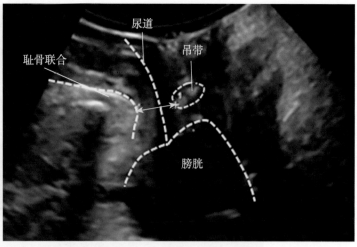

图 6-31C　TVT 术后吊带位置正常

最大 Valsalva 动作,测量尿道后方吊带与耻骨联合后下缘之间的距离(如双向箭头所示),与静息状态比较,两者距离变化很小(正中矢状面)

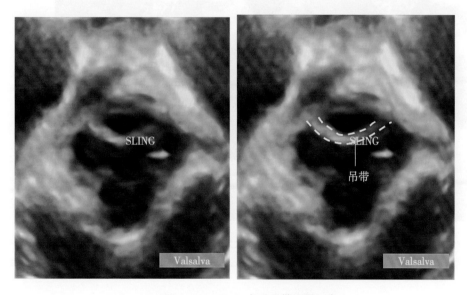

图 6-31D　TVT 术后吊带位置正常

最大 Valsalva 动作,吊带清晰显示,位于尿道及阴道之间(轴平面)

3. TVT 术后吊带异常　吊带过紧致排尿困难(图 6-33)。

4. 前盆腔重建术术后网片周围血肿(图 6-34)。

5. TVT 和前盆腔重建术术后膀胱膨出复发(图 6-35,图 6-36)。

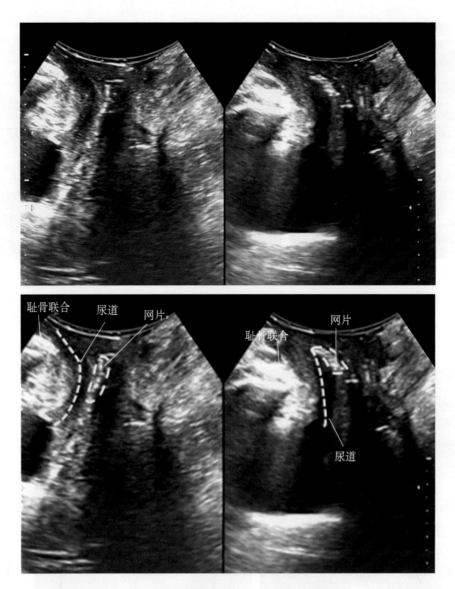

图 6-32A 前盆腔重建术术后网片位置正常

上图左为静息状态,尿道后方带状高回声为网片;上图右为 Valsalva 动作,网片随着尿道的旋转而旋转下移(正中矢状面)

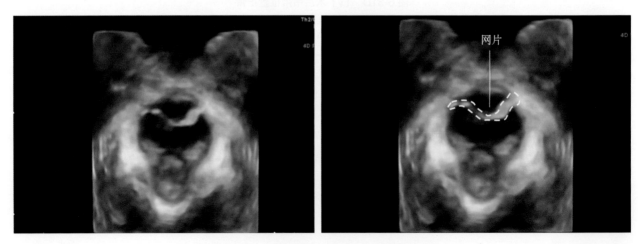

图 6-32B 前盆腔重建术术后网片位置正常

最大 Valsalva 动作,网片清晰显示,位于尿道及阴道之间(轴平面)

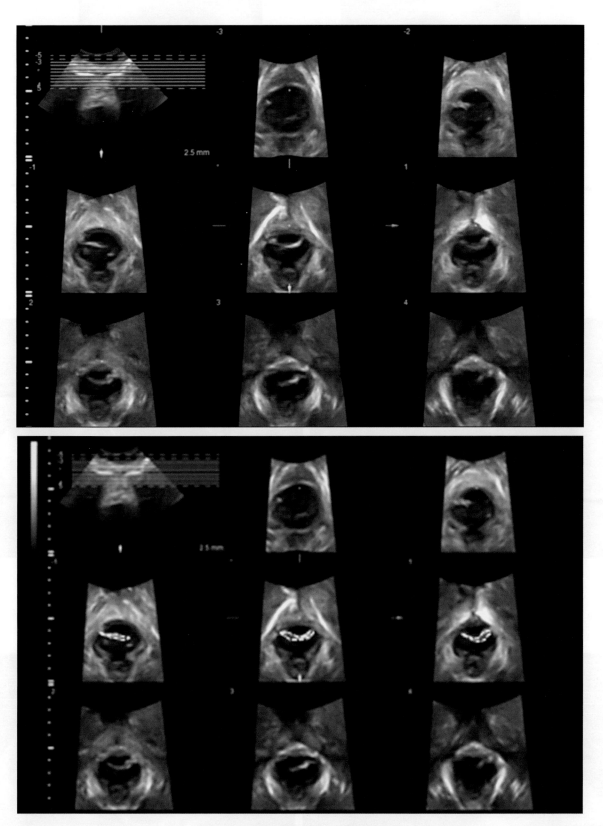

图 6-32C　前盆腔重建术术后网片位置正常

TUI 模式，盆底肌收缩状态，网片清晰（虚线所示），位于尿道及阴道之间（轴平面）

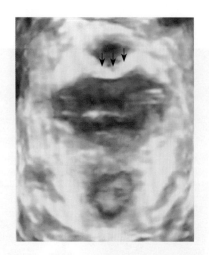

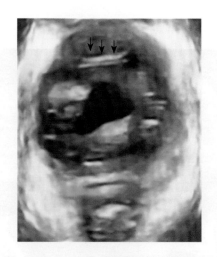

图 6-33A　TVT 术后吊带过紧致排尿困难

静息状态，吊带（箭头所示）清晰显示，位于尿道及阴道之间（轴平面）

图 6-33B　TVT 术后吊带过紧致排尿困难

Valsalva 动作，吊带（箭头所示）清晰显示，位于尿道及阴道之间，膀胱膨出（轴平面）

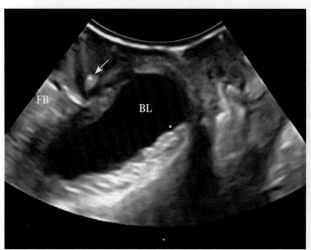

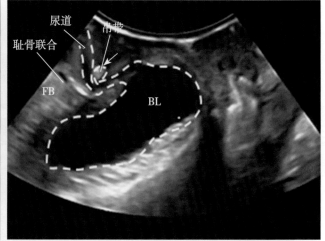

图 6-33C　TVT 术后吊带过紧致排尿困难

最大 Valsalva 动作，尿道后方吊带（箭头所示）与耻骨联合后下缘之间的距离较静息状态下明显变小，膀胱膨出，尿道成角折叠（正中矢状面）

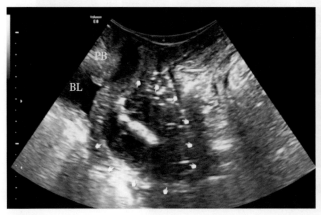

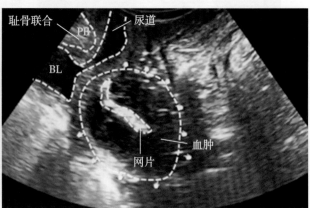

图 6-34A　前盆腔重建术术后网片周围血肿

前盆腔重建术术后复查，在尿道后方可见高回声网片，在网片的周围可见低回声的血肿，血肿范围如手指所指（正中矢状面）

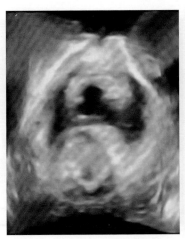
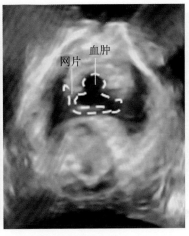

图 6-34B 前盆腔重建术术后网片周围血肿

在网片周围可见不规则形血肿(轴平面)

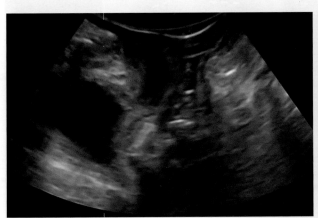
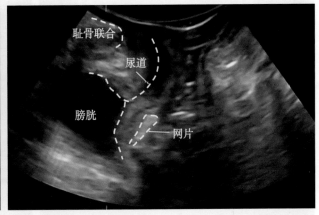

图 6-34C 前盆腔重建术术后网片周围血肿

同一患者间隔 8 天后复查(清创术后),可见网片周围血肿明显吸收(正中矢状面)

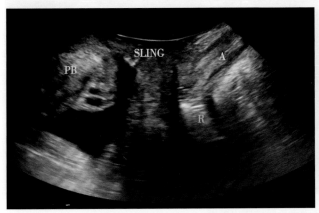
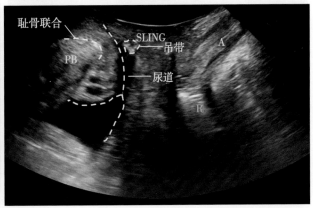

图 6-35A TVT 术后膀胱膨出复发

静息状态,尿道后方可见吊带(SLING,正中矢状面)。PB:耻骨,SLING:吊带,R:直肠腹壶部,A:肛管

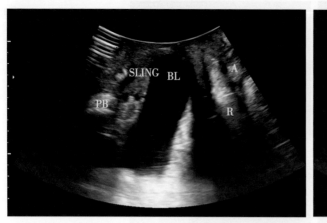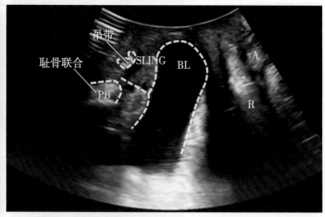

图 6-35B　TVT 术后膀胱膨出复发

最大 Valsalva 动作,尿道后方吊带随着尿道旋转而旋转下移,可见明显膀胱膨出,膀胱尿道后角完整(正中矢状面)

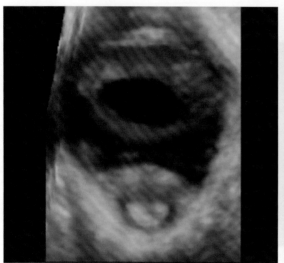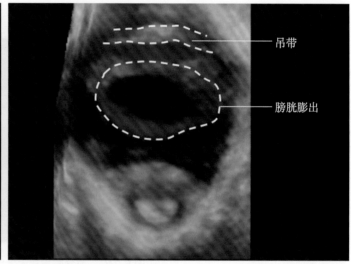

图 6-35C　TVT 术后膀胱膨出复发

最大 Valsalva 动作,可见吊带及膀胱膨出(轴平面)

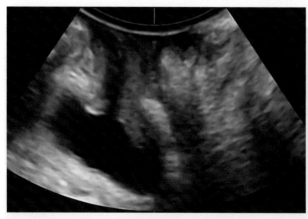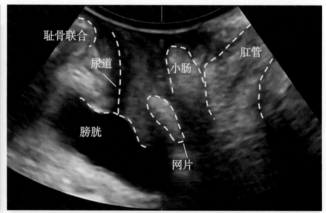

图 6-36A　前盆腔重建术术后膀胱膨出复发

前盆腔重建术术后 1 年检查,静息状态,膀胱颈的后方可见网片,网片位置正常(正中矢状面)

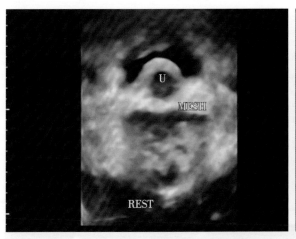
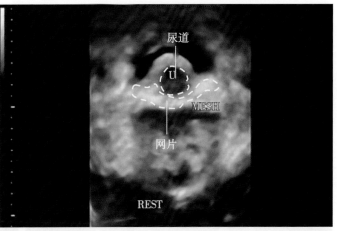

图 6-36B　前盆腔重建术术后膀胱膨出复发

静息状态,尿道后方可见网片(MESH),网片位置正常(轴平面)

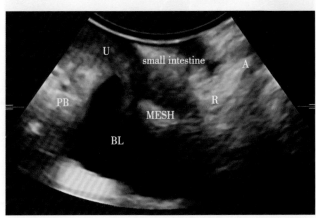
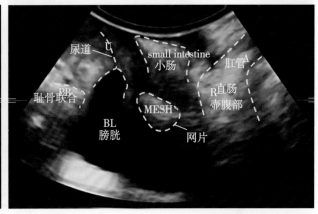

图 6-36C　前盆腔重建术术后膀胱膨出复发

最大 Valsalva 动作,可见膀胱颈的移动度增加,膀胱尿道后角开放,尿道内口漏斗形成,明显膀胱膨出同时合并肠疝(正中矢状面)。PB:耻骨,BL:膀胱,U:尿道,MESH:网片,R:直肠腹壶部,A:肛管,small intestine:小肠

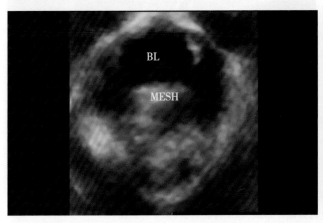
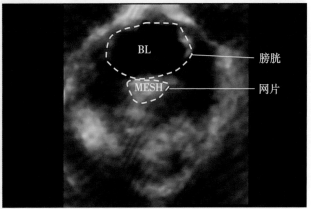

图 6-36D　前盆腔重建术术后膀胱膨出复发

最大 Valsalva 动作,可见网片及明显的膀胱膨出(轴平面)。BL:膀胱,MESH:网片

第四节
压力性尿失禁的辅助诊断

压力性尿失禁(stress urinary incontinence, SUI)是指喷嚏或咳嗽等动作导致腹压增高时,出现不自主的尿液自尿道外口漏出。压力性尿失禁发生的相关因素较多,主要与年龄、分娩方式及次数、盆腔

脏器脱垂、肥胖及遗传等因素相关。随着年龄的增长,盆底松弛、雌激素减少和尿道括约肌退行性变导致女性尿失禁患病率逐渐增高。经阴道分娩的女性比剖宫产的女性更易发生尿失禁。盆腔脏器脱垂的患者由于盆底支持组织变细、纤维化和萎缩等原因同样可以导致压力性尿失禁的发生。根据目前研究,压力性尿失禁的病理生理机制与下列因素有关:膀胱颈及近端尿道下移,尿道黏膜的封闭功能减

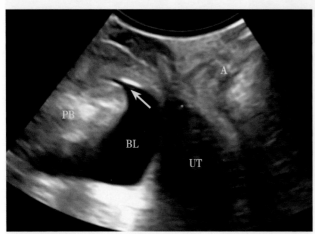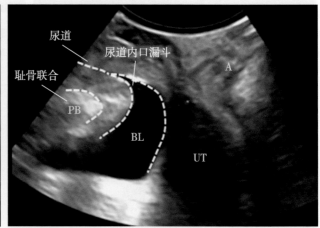

图 6-37　压力性尿失禁尿道内口漏斗形成

最大 Valsalva 动作,可见明显膀胱膨出及尿道内口漏斗形成,同时合并子宫脱垂(正中矢状面)。PB:耻骨,BL:膀胱,UT:子宫,A:肛管,箭头:尿道内口漏斗

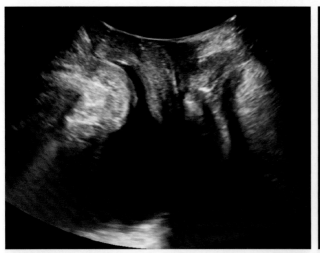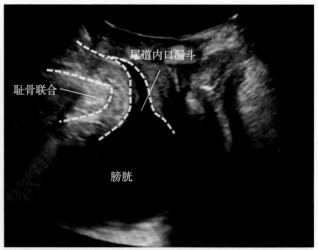

图 6-38A　压力性尿失禁尿道内口漏斗形成

最大 Valsalva 动作,可见明显尿道扩张,尿道内口漏斗形成,但无膀胱膨出(正中矢状面)

退,尿道固有括约肌功能下降,盆底肌肉及结缔组织功能下降,支配控尿组织结构的神经系统功能障碍等。

压力性尿失禁的辅助诊断方法包括体格检查、实验室检查和器械检查、压力诱发试验、尿垫试验和尿失禁问卷等。这些检查相对粗糙,具有一定的主观性,而尿动力学检查操作复杂、有创且结果易受多因素影响。近年来随着实时三维超声技术的迅猛发展,超声为压力性尿失禁的诊断提供了简便、客观、有效的方法,成为压力性尿失禁诊断的常用辅助方法。

压力性尿失禁可有以下的超声表现:膀胱膨出,膀胱颈的移动度增加,尿道旋转角增加,尿道内口开放呈漏斗状,尿道括约肌松弛导致尿道扩张等(图6-37~图6-39)。

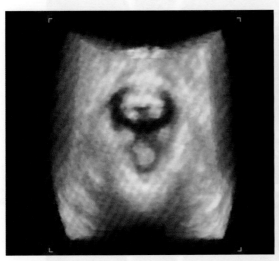
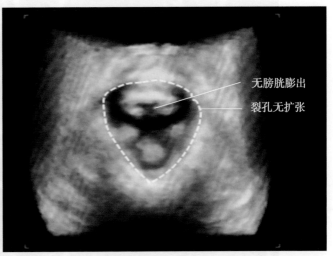

图 6-38B　压力性尿失禁

最大 Valsalva 动作,肛提肌裂孔无扩张,无膀胱膨出(轴平面)

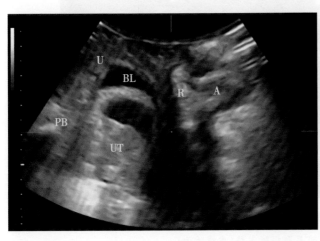
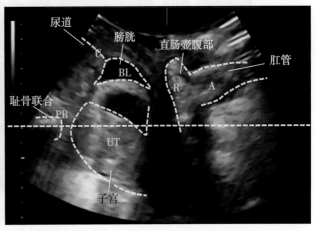

图 6-39A　压力性尿失禁

最大 Valsalva 动作,可见明显膀胱膨出,子宫脱垂,直肠膨出(正中矢状面)。PB:耻骨,BL:膀胱,U:尿道,UT:子宫,R:直肠,A:肛管

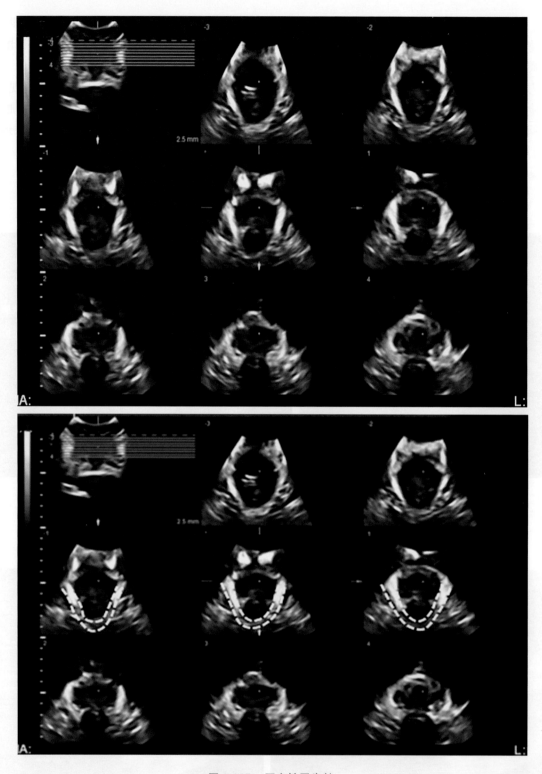

图 6-39B 压力性尿失禁

TUI 模式,盆底肌收缩状态,可见肛提肌完整(虚线所示)

(毛永江 张婷 陈莹)

参考文献

1. 王建六,张晓红.女性盆底功能障碍性疾病的诊疗进展.中国实用妇科与产科杂志,2008,24(1):31-33.

2. 朱兰,郎景和,王宏,等.北京地区成年女性尿失禁的流行病学研究.中华医学杂志,2006,86(11):728-731.

3. MA SS. The prevalence of adult female urinary incontinence in Hong Kong Chinese. International Urogynecology Journal And Pelvic Floor Dysfunction, 1997,8(6):327-331.

4. DWYER PL. Female pelvic floor dysfunction and estrogen therapy. Climacteric,2001,4(3):179.

5. DIETZ H,WILSON P. Childbirth and pelvic floor trauma. Clinical obstetrics & gynaecology,2005,19(6):913-924.

6. DIETZ H,LANZARONE V. Levator trauma after vaginal delivery. Obstetrics and gynecology,2005,106(4):707-712.

7. DIETZ H,HANSELL N,GRACE M. Bladder neck mobility is a heritable trait. BJOG, 2005,112(3):334-339.

8. DIETZ,H. Clinical consequences of levator trauma. Ultrasound in Obstetrics and Gynecology,2012,39(4):367-371.

9. AUKEE P,USENIUS JP,KIRKINEN P. An evaluation of pelvic floor anantomy and function by MRI. Eur J ObstetGynecol Reprod Biol,2004,112(1):84-88.

10. MALETHA M,KUREEL SN,KHAN TR,et al. Study of pelvic floor and sphincter muscles in congenital pouch colon with the help of three-dimensional CT scan. Pediatr Surg Int,2010,26(12):1211-1215.

11. HUANG WC,YANG JM. Transvaginal sonography in the treatment of a rare case of total urethral stenosis with a vesicovaginal fistula. J Ultrasound Med,2002,21(4):463-467.

12. 袁阿彩,吕国兴.直肠及阴道内超声对女性尿道疾病的诊断价值.医学影像学杂志,2005,15(10):882-884.

13. DIETZ H. The Role of Two- and Three-Dimensional Dynamic Ultrasonography in Pelvic Organ Prolapse. Journal of minimally invasive gynecology,2010,17(3):282-294.

14. 叶真,林礼务,薛恩生.女性尿道B超声像图的初步探讨.中国超声医学杂志,1993,9(6):411-413.

15. 王慧芳,谢红宁.盆底超声学图谱.北京:人民卫生出版社,2011.

16. 毛永江,郑志娟,廖梅,等.经会阴超声在女性尿道周围病变中的应用.中华超声影像学杂志,2014,9(23):791-793.

17. GREEN TH. Urinary stress incontinence:differential diagnosis,pathophysiology and management. Am J Obstet Gynecol,1975,122(3):368-400.

18. 毛永江,黄泽萍,郑志娟,等.经会阴超声在女性膀胱膨出分型中的应用.中华超声影像学杂志,2014,8(23):688-690.

19. CR CHAPPLE. Urethral Diverticula,UrethroVaginal Fistulae,Vesico-Vaginal Fistulae. Eau Update,2003,1(3):178-185.

20. 孙秀丽,常悦,王建六,等.组织工程补片及3D打印技术在盆腔重建手术中的应用前景.中国实用妇科与产科杂志,2015,4(31):285-288.

21. 李琦,王建六.生物源性补片在女性盆底重建外科中的应用与研究进展.中国妇产科临床杂志,2014,14(2):182-184.

22. EISENBERG VH,CHANTARASORN V,SHEK KL. Does levator ani injury affect cystocele type? Ultrasound Obstet Gynecol,2010,36(5):618-623.

23. DIETZ H,GILLESPIE A,PHADKE P. Avulsion of the puboviseral muscle associated with large vaginal tear after normal vaginal delivery at term. Aust N Z J Obstet Gynaecol,2007,47(4):341-344.

24. 张新玲,毛永江,黄泽萍.盆底超声的临床应用.广州:暨南大学出版社,2013.

第七章

中腔室与后腔室异常的超声评估

现代盆底解剖学上,女性中腔室包括子宫和阴道顶部,后腔室包括阴道后壁、会阴体、直肠和肛管。中、后腔室器官正常位置的保持,有赖于盆底支持系统(盆底肌肉群、筋膜、韧带及其神经)的承托。中、后腔室器官位置的异常在临床检查时主要表现为不同程度的盆腔器官脱垂。

目前临床上主要采用国际控尿协会(International Continence Society,ICS)公布的盆腔器官脱垂定量(pelvic organ prolapse quantitation,POP-Q)分期法对盆腔器官脱垂进行量化分期。此分期法是在盆腔器官发生脱垂时,分别测量阴道前壁(Aa、Ba)、后壁(Ap、Bp)、宫颈(C)及阴道穹隆(D)共6个指示点与处女膜(0点)水平的关系,以量化阴道前、后壁及子宫脱垂的程度。同时测量患者阴道部位的阴道长度、生殖孔长度、会阴体长度3条径线(图7-1)。根据以上的测量数据,确定盆腔器官脱垂的程度。

POP-Q分期法记录方式:将POP-Q分期法的6个测量点及3条径线的9个数据,按照阴道前壁、宫颈测量点、阴道部位的3条径线及阴道后壁、后穹隆测量点的排列,分别列入3×3格表中(表7-1)。

表 7-1　POP-Q 分期法采用的 3×3 格表

阴道前壁 Aa 点	阴道前壁 Ba 点	宫颈 C 点
生殖孔长度	会阴体长度	阴道长度
阴道后壁 Ap 点	阴道后壁 Bp 点	后穹隆 D 点

POP-Q分期法可对盆腔器官脱垂进行量化描述,但在临床应用中存在以下问题:对6个测量点及3条径线的定位、测量及表格记录等过于繁琐,不易理解,难于应用及推广;所采用的 Aa、Ba、Ap、Bp 点不是常用的解剖学部位,正确定位难度较大;仅通过盆腔器官的解剖关系评估盆腔器官脱垂,不能鉴别阴道膨出物,对于阴道、子宫以外其他盆腔器官的脱垂情况只能做出间接反映,且受检者屏气时反应性的肛提肌收缩会导致假阴性结果。因此,进一步影像学检查是十分必要的。

经会阴超声因简便、经济、无创、可重复操作、费用低廉的优点,成为近年来研究盆底结构与功能的新技术手段,可对盆底器官不同状态下的结构与功能进行实时观察,并对器官脱垂程度进行量化分析。

Dietz 等分别研究了盆底超声及 POP-Q 分期法判断患者有无明显盆腔器官脱垂(单一腔室)症状的截断值及盆底超声各参数与 POP-Q 分期之间的相关性(表7-2)。

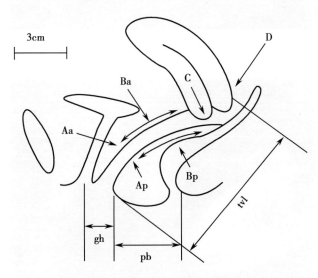

图 7-1　盆腔器官正常位置 POP-Q 分期法各测量点及径线示意图

表 7-2　盆底超声与 POP-Q 分期法的截断值及
两者间的对应关系

	盆底超声 （参考线上表示为正数， 线下表示为负数）	POP-Q 分期法
膀胱脱垂	−10mm	−0.5cm（Ba 点）
子宫脱垂	+15mm	−4cm（C 点）
直肠膨出	−15mm	−0.5cm（Bp 点）

第一节
中腔室异常的超声评估

中腔室的功能障碍表现为盆腔器官脱垂，主要以子宫和（或）阴道穹隆脱垂为特征。子宫（阴道穹隆）脱垂的定义为子宫（阴道穹隆）从正常位置沿阴道下降，甚至脱出至阴道口外。分娩损伤是引起中腔室器官脱垂的主要原因，其他原因还包括卵巢功能减退、先天发育异常、腹腔内压力增加、营养因素及其他局部病变，如较大的子宫肌瘤、卵巢肿瘤、腹水等。轻症患者一般无明显不适；重症患者阴道内脱出块状物，有不同程度的腰骶部酸痛或下坠感、外阴异物感，站立过久或劳累后症状明显，卧床休息则症状减轻，并常伴有排便、排尿困难，残余尿增加，部分患者可发生压力性失禁。

在盆底超声的声像图上，子宫一般呈等或低回声，这与阴道回声非常相似而难以辨识，绝经期子宫尤甚。此时，可通过呈细线样高回声的宫颈下缘阴道气体来辨认宫颈；或利用宫颈纳氏囊肿作为辨认子宫的标记。

需要注意的是，在 Valsalva 动作时，膀胱、子宫及直肠由于各自黏弹性不同而导致下移至最低点所需的时长不同，其中又以子宫所需时间最长，因此必须确保 Valsalva 动作的标准化，从而避免得出假阴性结果。

一、子宫脱垂

超声表现：Valsalva 动作下，子宫沿阴道下降，甚至脱出至阴道口外（图 7-2~ 图 7-10）。

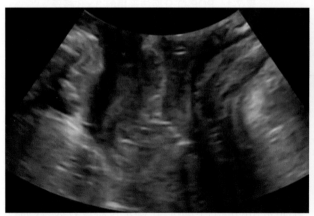
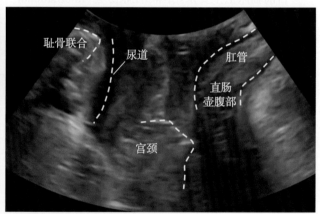

图 7-2　静息状态，盆底正中矢状切面，子宫位置正常

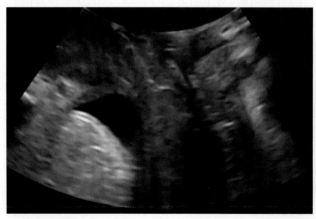
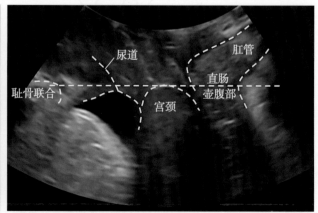

图 7-3　最大 Valsalva 动作，盆底正中矢状切面，子宫位置下移，达参考线水平

二、阴道穹隆脱垂

超声表现:Valsalva 动作下,阴道穹隆沿阴道下降,甚至脱出至阴道口外,膨出内容物可为肠管或液体(图 7-11~ 图 7-13)。若膨出内容物为肠管,则称为肠疝。

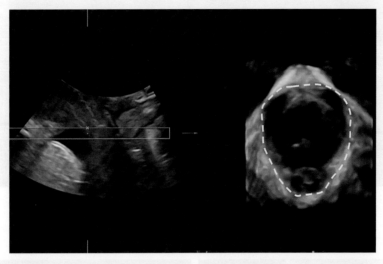

图 7-4 最大 Valsalva 动作,Render 模式:肛提肌裂孔扩张(轴平面)

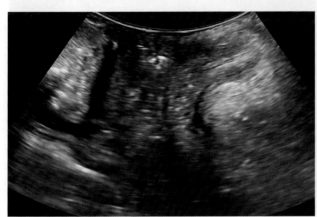
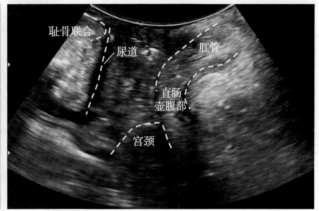

图 7-5 静息状态,盆底正中矢状切面,子宫位置正常

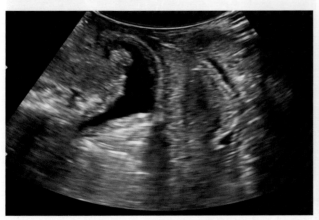
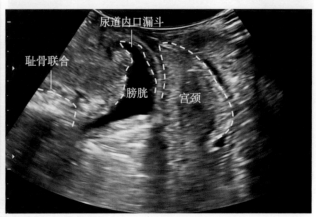

图 7-6 最大 Valsalva 动作,盆底正中矢状切面
明显子宫脱垂,同时合并膀胱膨出及尿道内口漏斗形成

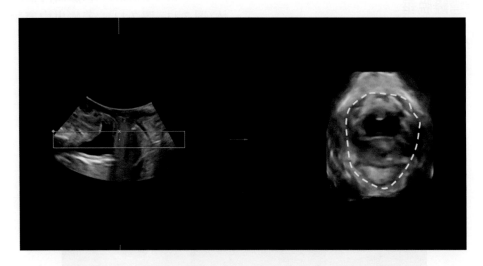

图 7-7 最大 Valsalva 动作，Render 模式，肛提肌裂孔扩张（轴平面）

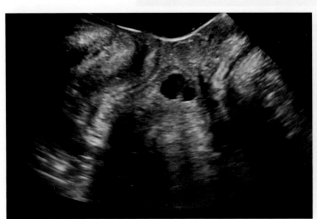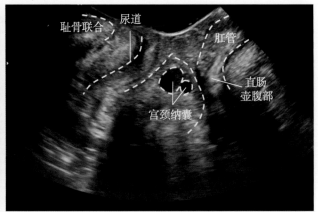

图 7-8 静息状态，盆底正中矢状切面，依据宫颈纳氏囊肿判断宫颈位置

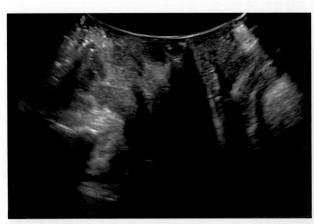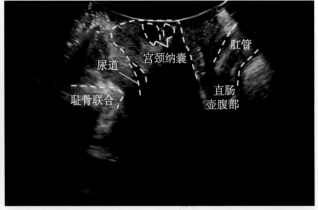

图 7-9 最大 Valsalva 动作，盆底正中矢状切面
子宫明显下移，宫颈达阴道口，为明显子宫脱垂

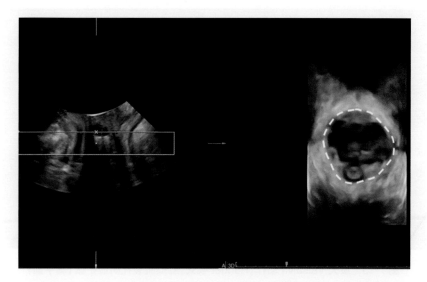

图 7-10　最大 Valsalva 动作,Render 模式,肛提肌裂孔扩张(轴平面)

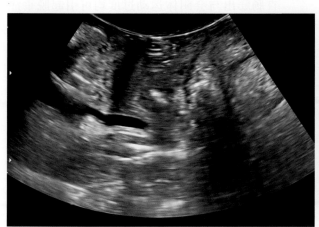
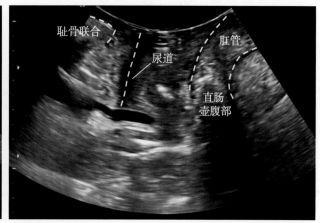

图 7-11　静息状态,盆底正中矢状切面

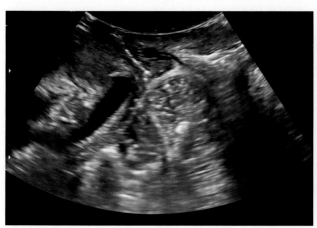
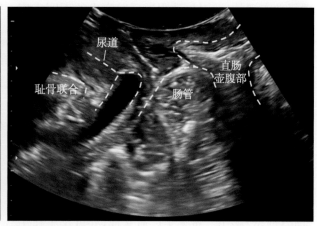

图 7-12　最大 Valsalva 动作,盆底正中矢状切面
阴道穹隆脱垂,内容物为肠管;伴有膀胱膨出

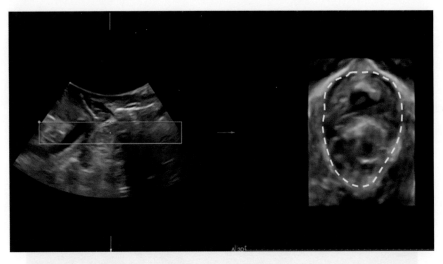

图 7-13　最大 Valsalva 动作,Render 模式,肛提肌裂孔明显扩张(轴平面)

第二节
后腔室异常的超声评估

后腔室功能障碍主要指直肠膨出和会阴体组织的缺陷,分娩损伤是主要病因。后腔室功能障碍的临床表现主要为排便梗阻和便意不尽等。目前临床上主要根据患者的症状及直肠阴道检查结果对后腔室功能障碍进行诊断,但此法较为主观,且无法辨识阴道后壁膨出内容物。过去常用的影像学检查方法有 X 线排粪造影和磁共振排粪造影等,这些检查均需要经肛管注入造影剂,而造影剂的性状与正常粪便的性状不同;且排粪造影时环境的影响及排便习惯体位的改变等因素都会影响检查结果。经会阴超声无需肠道准备及灌注造影剂,最大优点是能够进行动态评估,并对导致阴道后壁膨出的不同疾病如直肠膨出、会阴体过度运动、肠疝、直肠内肠套叠等进行鉴别诊断,从而有针对性地进行后续治疗,改善患者的生活质量。

一、直肠(前壁)膨出

直肠阴道隔(rectovaginal septum,RVS)将直肠和阴道分离,当该结构发生缺损后,造成直肠壶腹部(腹内压)及阴道下段(大气压)间压力不等,使直肠壶腹部前壁及壶腹部内容物向阴道下段膨出,即为直肠(前壁)膨出。常见于产后女性,亦可发生在年轻未育女性中。缺损部位常位于肛管与直肠壶腹部的交界处,大部分为横向缺损。研究显示无论是直肠壶腹部的下移距离还是直肠膨出的高度,都与经

阴道分娩次数呈近乎线性的关系。

直肠膨出与会阴体运动过度均可引起脱垂症状,但只有因直肠阴道隔缺损所致的"真性"直肠膨出与不完全肠排空(即便意不尽感)、用力排便和阴道指状突出等临床表现有关。Dietz 等研究指出,当膨出物高度≥15mm 时,患者可能出现明显排便梗阻的症状。

超声表现:Valsalva 动作时,直肠壶腹部前壁及壶腹部内容物向阴道下段膨出(图 7-14,图 7-15)。

直肠膨出物的高度测量(图 7-16):沿肛管前壁内括约肌长轴作延长线,测量膨出物顶端与延长线间的垂直距离。

二、会阴体过度运动

会阴体是位于阴道口与肛门之间的软组织,其主要作用为固定肛门直肠和阴道远端组织,限制泌尿生殖裂孔的扩张,维持尿、大便自禁状态。会阴体组织缺陷或松弛而导致的会阴体下降称为会阴体过度运动。

超声表现:最大 Valsalva 动作时,直肠壶腹部位于耻骨联合后下缘水平线下方,与该参考线的垂直距离常≥15mm,且无憩室样结构膨出(图 7-17,图7-18)。

三、肠疝

肠疝是指腹膜、小肠、乙状结肠或网膜离开其正常解剖部位,通过先天或后天形成的薄弱点、缺损或孔进入直肠与阴道之间;而对于全子宫切除术后的患者来讲,上述内容物则自阴道顶端下降至阴道内。

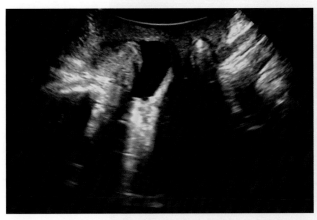
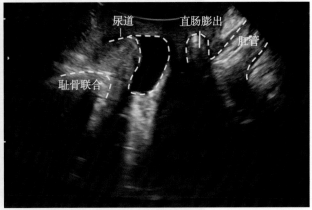

图 7-14　最大 Valsalva 动作,盆底正中矢状切面直肠前壁明显下移,直肠壶腹部内容物向阴道下段呈指状突起;同时伴有明显膀胱膨出

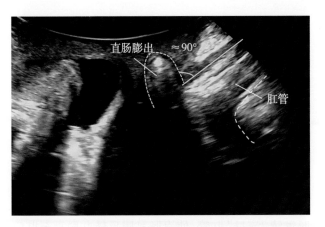
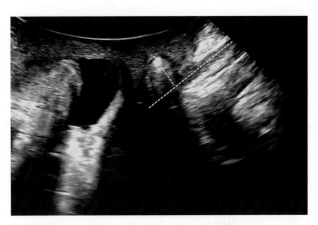

图 7-15　最大 Valsalva 动作,盆底正中矢状切面直肠前壁向阴道下段膨出,与肛管长轴夹角约为 90°;伴有膀胱膨出及尿道内口漏斗形成

图 7-16　直肠膨出物高度测量

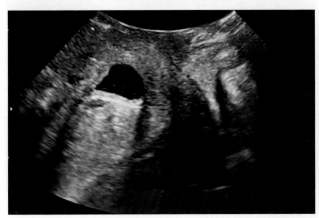
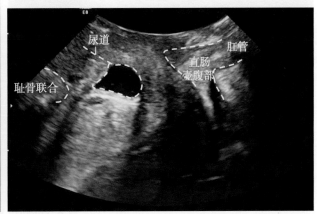

图 7-17　最大 Valsalva 动作,盆底正中矢状切面直肠壶腹部下移,至参考线下 15mm

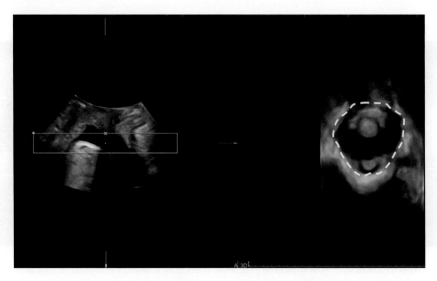

图 7-18　最大 Valsalva 动作,Render 模式,肛提肌裂孔扩张(轴平面)

大部分患者伴有肛提肌裂孔扩张或肛提肌撕裂等。

超声表现:疝出物位于直肠壶腹部与阴道间,疝出物主要为包含液体的腹膜、小肠、乙状结肠或网膜(图 7-19,图 7-20)。

四、直肠后壁膨出

直肠后壁膨出常发生在有便秘或排便功能不良的儿童中,在成年人中罕见。缺损的区域往往紧邻肛门直肠连接处。

超声表现:直肠后壁向背侧膨出。

五、直肠内肠套叠和直肠脱垂

直肠内肠套叠和直肠脱垂的病因主要是肛提肌撕裂及肛提肌裂孔扩张。临床症状主要表现为肛管疼痛和里急后重。

超声表现:最大 Valsalva 动作时,直肠壁和小肠进入近端肛管,迫使近端肛管开放而产生一个箭头形状的扩张,称为直肠内肠套叠。如直肠壁和小肠继续"流过"肛管,使直肠黏膜反转并脱垂至肛门外,称为直肠脱垂。

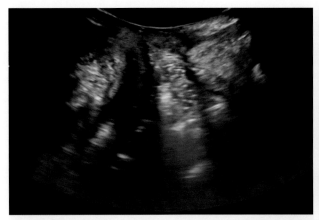
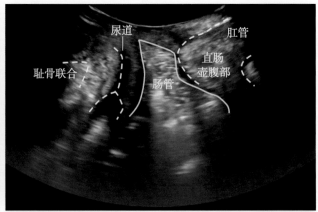

图 7-19　最大 Valsalva 动作,盆底正中矢状切面

疝出物为肠管(肠蠕动有利于辨认疝出物为肠管)

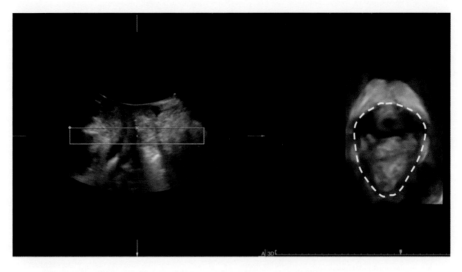

图 7-20　最大 Valsalva 动作，Render 模式；肛提肌裂孔明显扩张（轴平面）

（郑志娟）

参考文献

1. Bump RC，Mattiasson A，Bø K，et al. The standardization of terminology of female pelvic organ prolapse and pelvic floor dysfunction. Am J Obstet Gynecol，1996，175（1）：10-17.

2. Dietz HP，Lekskulchai O. Ultrasound assessment of pelvic organ prolapse：the relationship between prolapse severity and symptoms. Ultrasound Obstet Gynecol，2007，29（6）：688-691.

3. Shek K，Dietz H. What is'significant descent'of the uterus on pelvic floor ultrasound?Ultrasound Obstet Gynecol，2014，44（S1）：20-21.

4. Dietz HP，Zhang X，Shek KL，et al. How large does a rectocele have to be to cause symptoms? A 3D/4D ultrasound study. Int Urogynecol J，2015，26（9）：1355-1359.

5. Dietz HP. Pelvic Floor Ultrasound：A Review. Clin Obstet Gynecol，2017，60（1）：58-81.

6. Dietz HP，Gómez M，Atan IK，et al. Association between vaginal parity and rectocele. Int Urogynecol J，2018．

7. 徐丛剑，华克勤．实用妇产科学．第 4 版．北京：人民卫生出版社，2018.

8. 王慧芳，谢红宁．盆底超声学图谱．北京：人民卫生出版社，2011.

9. 徐莲，刘菲菲，陶均佳，等．超声定量评估女性盆底器官脱垂．中国医学影像技术，2012，28（12）：2229-2232.

10. 刘宝华．影像学诊断技术在便秘诊断中的应用．中华胃肠外科杂志，2011，14（12）：990-993.

11. 徐净，张奥华，郑志娟，等．实时三维超声鉴别诊断阴道后壁膨出病变．中国医学影像技术，2015，31（7）：1075-1077.

第八章

盆底肌肉损伤

盆底肌肉是维持盆底功能稳定的主要支持结构。随着社会的进步，因盆底肌肉受损引起的盆底功能障碍性疾病（例如盆腔脏器脱垂、尿失禁、粪失禁等）已成为迫切需要解决的问题。而肛提肌和肛门括约肌损伤是目前引起盆底功能障碍性疾病最为常见的盆底支持结构损伤。

第一节
肛提肌损伤

一、概述

盆底肌肉由多层肌肉组成，其中肛提肌起着最主要的支持作用。在解剖学上，根据起点的位置，肛提肌分为耻骨直肠肌、耻尾肌、髂尾肌三部分，呈空间分布不规则的薄层横纹肌。两侧肛提肌与耻骨联合下缘共同围成肛提肌裂孔，年轻未孕女性肛提肌裂孔面积 <20cm^2，内有尿道、阴道、直肠通过。无论是在静息还是 Valsalva 状态下，肛提肌裂孔大小均与盆腔脏器下降的距离高度相关。若肛提肌发生损伤，可引起肛提肌裂孔增大，导致盆腔脏器的膨出，以前、中腔室脏器膨出为多见，即使对盆腔脏器脱垂进行矫正手术，肛提肌断裂仍可能降低手术的成功率。因此肛提肌的完整性在盆腔功能障碍性疾病的诊断以及术后评估中非常重要。

研究显示，产钳助产、初产、初产年龄大、胎儿头围、第二产程延长、会阴Ⅲ度撕裂、阴道侧壁撕裂、先天性组织发育不良、雌激素水平下降、机械性腹压增加及营养不良等都是肛提肌损伤的危险因素，而阴道头位分娩是肛提肌损伤最常见的原因。

阴道分娩时，胎儿头部经过肛提肌裂孔，此时肛提肌被动拉伸，若超过 50% 时，肛提肌将发生微撕裂，肛提肌连续性仍保持完整，可能仅表现为肛提肌裂孔增大，此时临床及影像学方法均很难观察肌纤维的微撕裂。当肛提肌严重被动拉伸，则可能发生断裂。研究显示，超过 30% 以上的经阴道分娩的女性会出现局部肛提肌的断裂，并证实耻骨直肠肌耻骨支内侧面的附着处是最常见的断裂部位，其原因可能是由于胎儿经过中骨盆仰伸、着冠时对该部位产生了最大作用力。因此对妊娠分娩后出现盆腔脏器脱垂的患者，要详细评估肛提肌的完整性，重点关注耻骨直肠肌耻骨支内侧面的附着处。

目前临床评估肛提肌断裂的方法有多种，包括肛提肌触诊法、MRI 及超声检查。

1. 肛提肌触诊法　妇检时示指置入阴道中下段（即距离处女膜缘 2~3cm 处），手指置于尿道侧方，平行于尿道，指尖触及膀胱颈，盆底肌收缩时，于手指旁开一指处可触及肛提肌插入耻骨的部分。若手指未触及收缩的肌肉即可诊断肛提肌损伤。该方法与 MRI 相比，两者阳性结果一致性仅为 27.3%，阴性结果一致性则较高，达 85.5%，触诊法比 MRI 具有更高的漏诊率。受训理疗师触诊与超声诊断肛提肌损伤的一致性也很低。出现以上结果的原因，推测可能是 MRI 和超声检查相对客观，而触诊检查需要经过专业的培训且存在很大的主观性，在静息状态或者自主控制能力低下甚至缺失的女性中，指诊法很难达到有效的诊断。而且，肛提肌变薄时，也很难触诊到强有力的肛提肌。若断裂发生在肛提肌背尾侧，可能也会导致假阴性，因此触诊可能会导致有以上情况的病例误诊、漏诊。

2. MRI　主要优势在于空间分辨率高,且能够获得任意方位的断面图像,在 20 世纪 90 年代已被应用于肛提肌损伤的诊断。Morgan 等研究指出,MRI 采用等级分度法(无损伤、轻度损伤和重度损伤)评价肛提肌损伤程度具有相对可靠性。但是,MRI 采集速度慢,实时性逊于四维超声,Valsalva 动作时 MRI 测量肛提肌裂孔面积的重复性较差。

3. 超声　具有安全、简便、经济等特点,尤其是三维 / 四维超声具有多平面成像、动态图像采集以及强大的数据后处理等优点,可有效地评估肛提肌的完整性。研究显示,在评估肛提肌裂孔大小、肛提肌厚度及肛提肌损伤时,三维 / 四维超声和 MRI 之间都有很好的一致性(图 8-1)。而且,在 Valsalva 动作下,超声测量的重复性更好,能更实时地显示肛提肌形态的变化。断层超声成像(tomographic ultrasound imaging,TUI)是近年来兴起的三维 / 四维超声成像新技术,可将感兴趣区域处理成特定数目的断层二维图像,从而避免因操作误差造成的单个容积超声图像或单一切面图像伪影所导致的假阳性结果,更有利于图像的分析。目前已有研究指出,

TUI 对耻骨直肠肌损伤进行诊断具有很好的重复性和可行性。

二、肛提肌超声检查要求

(一)二维超声

探头置于会阴部,显示正中矢状面后,分别向左侧及右侧旁矢状切面扫查,在患者静息和收缩状态下观察肛提肌连续性,重点是耻骨直肠肌连续性。

(二)三维 / 四维超声

首先二维超声显示正中矢状面,嘱患者做盆底肌收缩动作,同时启动三维 / 四维超声检查模式,在多平面重建模式 /Render 模式下观察肛提肌连续性,重点观察肛提肌中的耻骨直肠肌。对可疑肛提肌损伤的患者,可测量尿道到耻骨直肠肌耻骨支内侧面附着点的距离,即肛提肌尿道间隙(levator urethra gap,LUG),见图 8-2。国外研究采用 LUG>25mm 作为诊断标准时,诊断肛提肌损伤的敏感性为 63%,特异性为 94%;而国内研究采用 LUG>23.65mm 作为诊断标准时,其敏感性为 92%,特异性为 95%。还应观察肛提肌裂孔大小和形态,TUI 模式可在不同水平的轴平面显示肛提肌的完整性,可以避免漏诊,因此一般推荐在 TUI 模式下观察肛提肌(图 8-3),其操作注意事项如下:

1. 检查状态　一般选用肛提肌收缩状态时的图像分析,因为收缩状态下更容易发现损伤的肛提肌断端。在临床工作中,有时会遇到被检查者难以做到有效收缩动作的情况。研究表明,在静息状态下评估观察肛提肌连续性也是可行的,但不建议在 Valsalva 动作下观察,因为肛提肌缺损虽然会进一

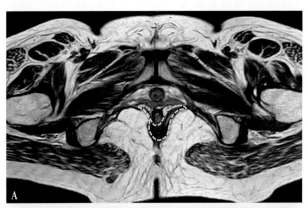

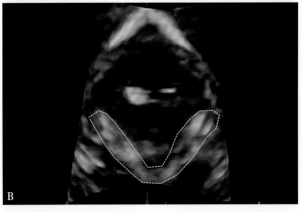

图 8-1　超声与 MR 评估肛提肌损伤对比图

MR(A)和经会阴三维超声 Render 模式(B)显示典型的双侧肛提肌撕裂(虚线)

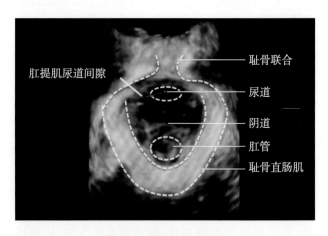

图 8-2　肛提肌尿道间隙

即尿道口到耻骨直肠肌耻骨支内侧面附着点距离,肛提肌尿道间隙 LUG<23.65~25mm

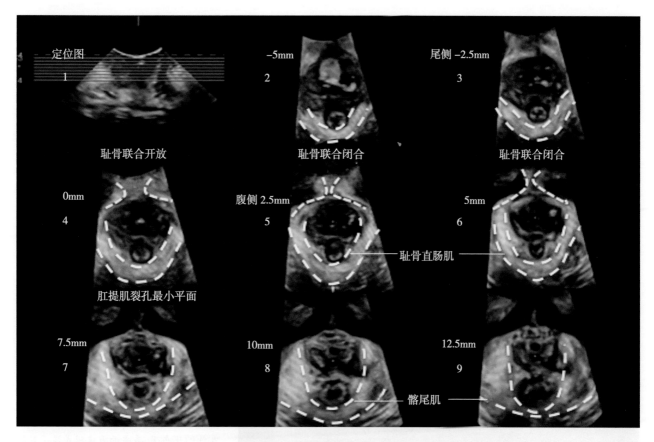

图 8-3　肛提肌轴平面 TUI 模式图

肛提肌 TUI 模式,在 8 个不同水平的轴平面显示肛提肌的完整性,第 4~6 幅图像显示的耻骨联合呈开放、闭合、闭合状态,分别代表肛提肌裂孔最小平面、腹侧上方 2.5mm 及 5.0mm 水平断层切面,涵盖耻骨直肠肌附着范围,第 7~9 幅图为肛提肌裂孔最小平面腹侧 7.5mm 以上水平,主要显示髂尾肌

步扩大,但当裂孔完全扩张时,缺损会沿着骨盆侧壁的方向拉平而被掩盖。

2. 层数(slice)　一般选择 3×3 平面的 TUI 显示模式,共 9 幅图。第 1 幅图为骨盆冠状面定位图,其余 8 幅图为肛提肌不同层面的轴平面,选取第 2~9 幅图像共 8 个层面进行观察。

3. 层间距(TUI distance)　层间距为 2.5mm。

4. 图像要求　第 2~3 幅肛提肌所在平面图因其弯曲走行易出现伪像,一般不用于诊断。第 4~6 幅图像显示的耻骨联合必须是开放、即将闭合、闭合状态,双侧耻骨直肠肌均在肛直肠角后方相连,分别代表肛提肌裂孔最小平面及腹侧上方 2.5mm、5.0mm 水平的断层切面。Kashihara 等研究发现,此 3 个断层切面完全涵盖耻骨直肠肌的附着范围,肛提肌裂孔平面上方 7.5mm 以上的断层切面即第 7~9 幅图像已达闭孔水平,所显示的肛提肌已达髂尾肌水平。

三、正常肛提肌的超声表现

(一)二维超声

在静息状态下,双侧旁矢状切面显示肛提肌中的耻骨直肠肌呈带状稍高回声结构,回声均匀、连续(图 8-4),耻骨直肠肌腹侧附着于耻骨支内侧面,后行绕至肛直肠角后方,与对侧肌纤维连接。在收缩状态下,耻骨直肠肌增厚并缩短,回声均匀、连续,显示更加清晰(图 8-5)。

(二)三维/四维超声

在多平面重建模式(图 8-6)/Render 模式(图 8-7)/TUI 模式(图 8-8)重建的轴平面显示,收缩状态下,双侧肛提肌呈对称性稍高回声结构,其中耻骨直肠肌呈对称性连续的带状稍高回声结构,前方分别起于双侧耻骨支内侧面,后行绕至肛直肠角后方,与对侧肌纤维相连,构成 U 形或 V 形祥。腹侧更高水平轴平面可观察到髂尾肌,呈对称性连续的片状稍

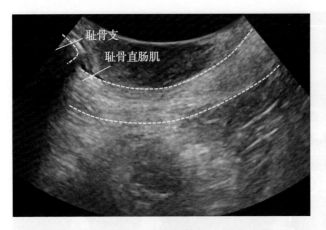

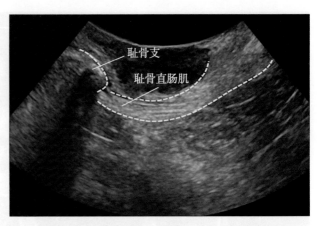

图 8-4　静息状态下正常耻骨直肠肌二维声像图
耻骨直肠肌呈带状稍高回声结构,回声均匀、连续,腹侧附着于耻骨支内侧面

图 8-5　收缩状态下正常耻骨直肠肌二维声像图
收缩状态下,耻骨直肠肌缩短、增厚,回声均匀、连续,腹侧附着于耻骨支内侧面

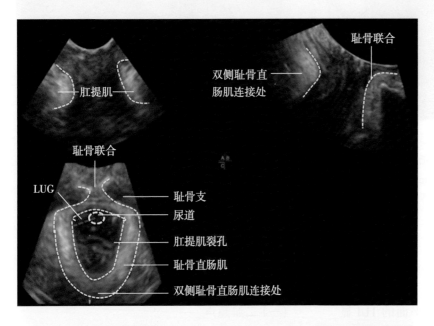

图 8-6　多平面重建模式下肛提肌轴平面
在收缩状态下,多平面重建模式显示双侧肛提肌轴平面,耻骨直肠肌呈对称的连续的带状稍高回声结构,前方分别起于双侧耻骨支内侧面,后行绕至肛直肠角后方汇合,双侧肛提肌呈 V 形,LUG<23.65mm

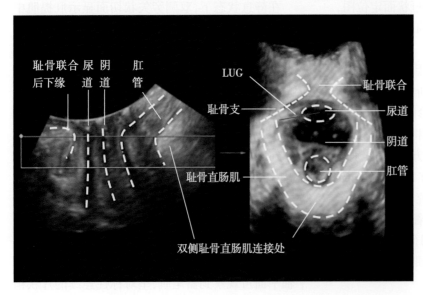

图 8-7　Render 模式下肛提肌轴平面
在收缩状态下,Render 模式显示双侧肛提肌中的耻骨直肠肌呈对称的连续的带状稍高回声结构,前方分别起于双侧耻骨支内侧面,后行绕至肛直肠角后方汇合,双侧肛提肌呈 V 形,LUG<23.65mm

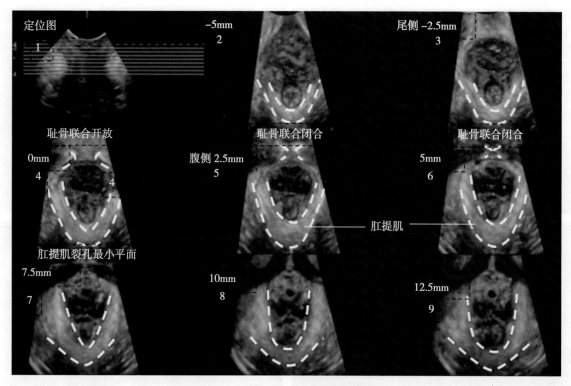

图 8-8　TUI 模式下肛提肌轴平面

在收缩状态下,TUI 模式在多个不同水平的轴平面显示肛提肌呈对称性连续的稍高回声结构,双侧肛提肌呈 V 形,LUG<23.65mm

高结构。正常情况下,未孕女性耻骨直肠肌最大宽度约为 0.57cm~0.89cm,双侧 LUG<23.65mm,双侧肛提肌呈 U 形或 V 形,Valsalva 动作下裂孔面积 <20cm^2(图 8-9)。

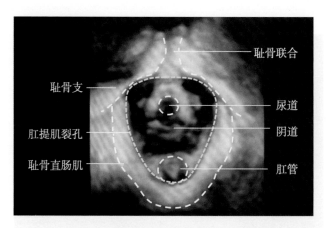

图 8-9　肛提肌裂孔

Valsalva 动作下双侧肛提肌呈 U 形,裂孔面积 <20cm^2

四、肛提肌断裂的超声表现

(一)二维超声

在收缩状态下,会阴部双侧旁矢状切面显示一侧或双侧耻骨直肠肌变薄或连续性中断,断端处可位于耻骨支内侧面附着处或耻骨直肠肌背侧,以前者多见。断端处可见不均匀低回声带,边缘欠规整(图 8-10A,图 8-11A,图 8-12A)。

(二)三维 / 四维超声

在收缩状态下,多平面重建模式 /Render 模式 /TUI 模式轴平面显示一侧或双侧耻骨直肠肌局部连续性中断,双侧肛提肌失去典型的 U 形或 V 形,耻骨直肠肌断端处被结缔组织代替致局部回声不均匀,单侧断裂表现为两侧耻骨直肠肌形态不对称,典型者表现为耻骨直肠肌与耻骨支分离,该侧 LUG>23.65mm(图 8-10),部分不典型者断裂发生在背尾侧(图 8-11);双侧断裂时两侧耻骨直肠肌形态对称或者不对称,但均未附着于耻骨支,双侧 LUG>23.65mm(图 8-12)。如果 TUI 模式第 4~6 幅图均出现以上征象,则考虑为完全断裂;否则为肛提肌部分断裂。

部分患者表现为耻骨直肠肌一侧不对称性变薄或双侧对称性变薄,耻骨直肠肌仍保持与耻骨支连接关系,多认为与分娩和衰老等因素引起支配肛提肌的阴部神经损伤及退行性改变,导致肌肉的失神经萎缩纤维化有关;年轻未育女性则可能与先天性发育异常有关,此时与耻骨直肠肌断裂声像鉴别困难。

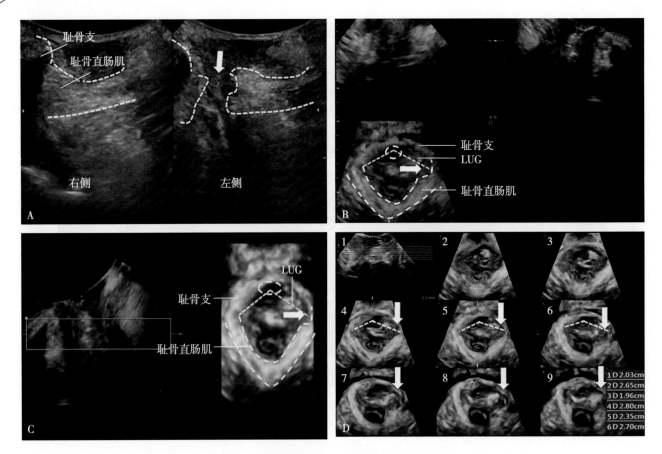

图 8-10 单侧耻骨直肠肌耻骨支附着处完全断裂

在收缩状态下,会阴部旁矢状切面(A)显示一侧耻骨直肠肌与耻骨支分离(箭头),断端处可见不均匀低回声带,边缘欠规整。另一侧耻骨直肠肌连续,呈带状稍高回声,回声均匀、腹侧附着于耻骨支内侧面。多平面重建模式(B)、Render 模式(C)轴平面显示左侧耻骨直肠肌与耻骨支分离(箭头),断端处回声不均,两侧耻骨直肠肌不对称,双侧肛提肌失去典型的 U 形或 V 形,左侧 LUG>23.65mm。TUI 模式(D)第 4~9 幅图均出现以上征象(箭头),考虑为肛提肌完全断裂(累及髂尾肌水平)

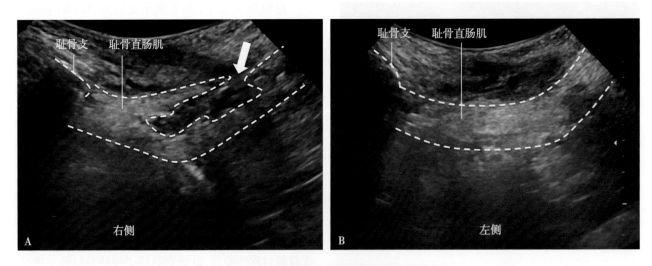

图 8-11 单侧耻骨直肠肌背侧完全断裂

在收缩状态下,会阴部旁矢状切面(A)显示一侧耻骨直肠肌背侧连续性中断(箭头),内见不规则形低回声区,边缘欠规整。另一侧耻骨直肠肌连续,呈带状稍高回声,回声均匀(B)。多平面重建模式(C)和 render 模式(D)重建肛提肌裂孔轴平面显示左侧耻骨直肠肌背侧连续性中断(箭头),断端处回声减低,两侧耻骨直肠肌不对称,双侧肛提肌失去典型的 U 形或 V 形。TUI 模式(E)第 3~9 幅图均出现以上征象(箭头),考虑为肛提肌完全断裂(累及髂尾肌水平)

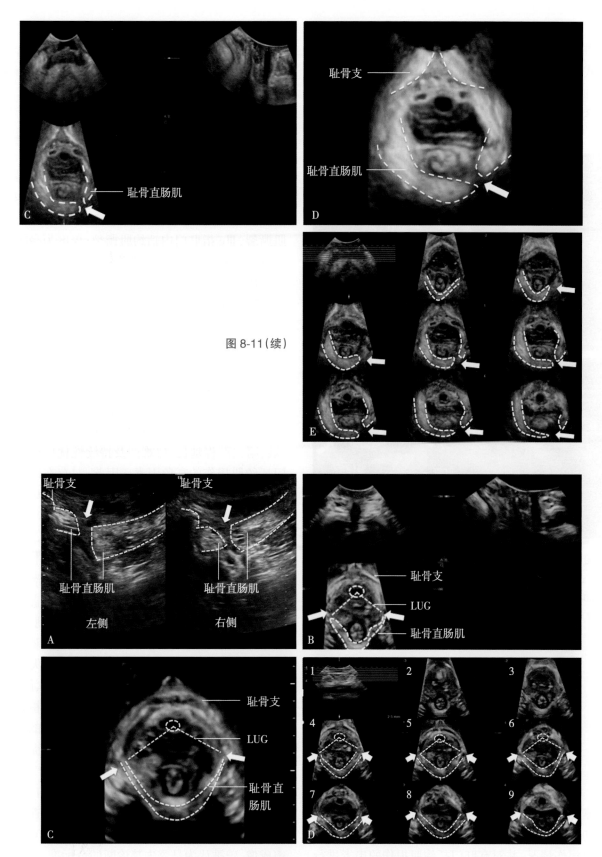

图 8-11（续）

图 8-12　双侧耻骨直肠肌耻骨支附着处完全断裂

在收缩状态下,会阴部旁矢状切面(A)显示双侧耻骨直肠肌与耻骨支分离(箭头),断端处可见不均匀低回声带,边缘欠规整。多平面重建模式(B)、Render 模式(C)轴平面显示双侧耻骨直肠肌与耻骨支分离(箭头),断端处回声不均,双侧 LUG>23.65mm。TUI 模式(D)第 4~9 幅图均出现以上征象(箭头),考虑为双侧肛提肌完全断裂(累及骼尾肌水平)

在 Valsalva 动作下，肛提肌断裂常同时伴发盆腔脏器脱垂，以前、中盆腔脏器脱垂多见。Render 模式下可显示肛提肌裂孔增大，严重者呈气球样膨大，面积 >20cm^2，裂孔内可见前中盆腔脏器脱垂（图 8-13）。

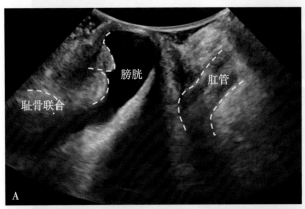

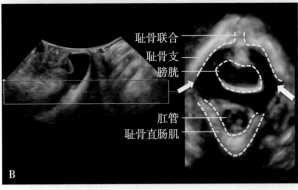

图 8-13 耻骨直肠肌断裂致裂孔增大并 Ⅲ 型膀胱脱垂

在 Valsalva 动作下，正中矢状切面（A）显示 Ⅲ 型膀胱膨出，Render 模式（B）显示双侧耻骨直肠肌断裂（箭头），肛提肌裂孔增大，裂孔内可见膀胱膨出

■■■■■ 第二节 ■■■■■
产伤性肛门括约肌损伤

一、概述

产伤性肛门括约肌损伤是导致粪失禁的重要因素之一，在产妇中发生率可高达 35%。Faltin 等将初产妇随机分为两组，一组进行超声评估肛门括约肌损伤情况，并对有肛门括约肌损伤的患者进行手术修复，另一组仅进行随访观察粪失禁情况。3 个月及 1 年后发现手术治疗组粪失禁的发生率低于保守治疗组。这表明因分娩引起的肛门括约肌损伤可能没有明显的临床症状，但是，随着年龄增加或未来再次分娩，发生粪失禁的风险会增高。因此，早期诊断、早期治疗对预防粪失禁具有重要的临床意义。

产伤性肛门括约肌损伤累及的范围可以从浅层肛门外括约肌至内括约肌和黏膜。Sultan 于 1999 年提出会阴撕裂分度，其包括了产伤性肛门括约肌损伤。该分度方法把会阴撕裂分为 4 度：Ⅰ 度、Ⅱ 度不涉及肛门括约肌的损伤；Ⅲ 度为会阴损伤累及肛门括约肌复合体，其又分为 3 个亚型，Ⅲa 指 <50% 的肛门外括约肌撕裂，Ⅲb 指 ≥50% 的肛门外括约肌撕裂，Ⅲc 指肛门内括约肌撕裂；Ⅳ 度为会阴损伤累及肛门括约肌复合体以及肛门直肠上皮。撕裂程度越高，特别是累及肛门内括约肌，意味着粪失禁的可能性越大，症状越重。目前肛门括约肌损伤的发生率升高，推测可能是因为以往生产时触诊检查经验不足使 Ⅲ 度和 Ⅳ 度会阴撕裂患者在分娩期间被忽略，没有得到及时的修补。部分肛门括约肌损伤无会阴部皮肤及皮下软组织撕裂，更增加了临床对产时肛门括约肌损伤的诊断难度。已有研究表明，会阴切开术、初产妇、器械助娩、胎儿出生体重超过 4kg、第二产程延长、肩难产及持续性枕后位等是肛门括约肌损伤的高危因素。因此，对存在以上情况的产妇，临床应重点排查肛门括约肌损伤，以预防粪失禁的发生。对有症状（即轻微污便、生产后出现短暂失禁等）的患者，更应重点排查。

既往评估产后出现粪失禁的方法基本上只能采用肛门测压法、肌电图检查和阴部神经潜伏期检查。尽管这些检查有一定作用，但均无法直接评估肛门括约肌损伤的情况。现在越来越多的肛门括约肌影像学研究显示，MRI、超声等技术可客观评估肛门括约肌的结构及其完整性，以及评估粪失禁的原因，尤其是三维/四维超声检查，具有经济、简便、安全、可动态观察等优点，已成为肛门括约肌检查的重要影像检查技术之一。在肛门测压法获得的功能性信息前提基础上，肛门括约肌超声检查可提供补充性的结构信息。

肛门括约肌超声检查方式包括肛管内超声、阴道内超声、经会阴超声等。肛管内超声检查把高分辨的直肠内超声探头放进肛管内进行 360° 视野超声成像，曾被认为是粪失禁诊断的金标准。但是，这项技术要求把超声探头放置在肛管内，可能会导致解剖结构的扭曲以及不能动态观察肛管收缩后更加明显的肛门括约肌缺损。经阴道超声检查是将直肠超声探头放在阴道内对肛管进行检查,这种方式可以避免引起肛管扩张变形和肌肉被拉伸,但较易漏诊肛管下段肛门括约肌损伤,一项研究结果发现其对肛门内括约肌和肛门外括约肌撕裂的敏感性分别仅有 44% 和 48%。经会阴超声是目前有效、经济、简捷评估盆底功能的影像技术,虽然经会阴超声无法区分肛管黏膜、黏膜下层、联合纵肌、会阴浅横肌及测量腹侧外括约肌的长度,但是通过经阴唇或经会阴超声对肛门内外括约肌进行容积成像,可获取静态和收缩状态下肛门内外括约肌解剖和功能方面的信息,有利于对肛门括约肌损伤进行诊断。经会阴超声与肛管内超声诊断肛门括约肌损伤的一致性好,而且能更准确测量缺损的大小,动态观察会阴体、耻骨直肠肌和盆腔器官之间的互动关系。

二、肛门括约肌超声检查要求

(一) 探头选择

根据患者会阴部与探头接触情况,选择具有容积扫描的腹部探头或腔内探头。因腹部容积探头在会阴部检查时相对容易固定,一般推荐腹部容积探头进行肛门括约肌检查。当受检者会阴部组织肥厚、肛门内陷、经会阴腹部探头与会阴皮肤需要用力才能完全贴合时,肛管腹侧图像质量会受到影响,可采用腔内超声探头经会阴扫查以便获得更好的分辨率,图像更为清晰。

(二) 肛门括约肌连续性观察方法

1. 二维超声　探头放置在会阴部并向后下方倾斜,显示肛管正中矢状切面,在收缩状态下观察肛门括约肌长轴连续性。接着逆时针或顺时针旋转探头 90°,显示肛管短轴切面,自后下至前上方连续扫查,观察肛门括约肌短轴平面的连续性。检查过程中注意调整声束入射角度,同时避免探头对会阴体的压力过大引起图像失真,产生断裂伪像(图 8-14)。

2. 三维/四维超声　二维超声显示肛门括约肌短轴切面时,嘱患者做盆底肌收缩动作,启动三维/四维模式,在多平面成像模式或 TUI 模式下观察肛门括约肌连续性,注意有无裂伤及裂伤的程度。多平面成像模式可以同时显示肛管三个相互垂直的平面,即冠状面(按人体整体解剖方位对肛管平面进行界定,即肛管短轴切面)、矢状面、横断面,从不同角度对肛门括约肌连续性进行观察(图 8-15)。目前应用较多的是 TUI 模式,TUI 模式具有以下优势:①可重建出肛门括约肌的冠状面,能 360° 观察肛门括约

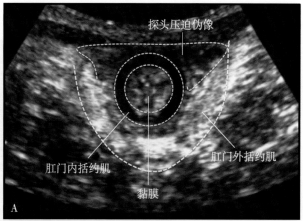

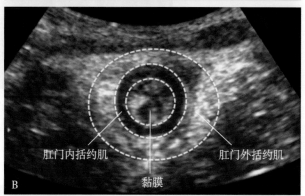

图 8-14　探头压迫致肛门外括约肌断裂伪像
A. 探头对会阴体的压力过大引起肛管近场肌层回声减低;
B. 减压后肛管近场肌层层次结构显示清晰

肌的完整性;②能在多个冠状面观察肛门括约肌的完整性,避免漏诊。

3. 操作注意事项　TUI 模式观察肛门括约肌冠状面操作注意事项如下:

(1) 检查状态:与观察肛提肌类似,尽可能选用收缩状态下肛门括约肌的图像进行分析。

(2) 观察范围:肛门外括约肌观察范围应从肛门内括约肌尾侧肛门口边缘至肛门外括约肌头侧止点耻骨直肠肌水平(图 8-16)。肛门内括约肌观察范围应从肛门内括约肌尾侧肛门外括约肌皮下部水平至肛门内括约肌头侧即肛直肠角水平(图 8-17)。

(3) 层数(slice):一般选择 3×3 平面 TUI 显示模式,共 9 幅图。第 1 幅图一般为肛管长轴切面定位图,其余 8 幅图为肛门括约肌不同水平冠状面,一般选取第 3~8 幅图像共 6 个层面进行观察。

(4) 层间距(TUI distance):一般采用 1.5mm、2.5mm、3mm 或以上,主要根据肛管的长度进行调节。因肛门括约肌背侧长于腹侧,故一般参考背侧肛门括约肌的长度进行调节。

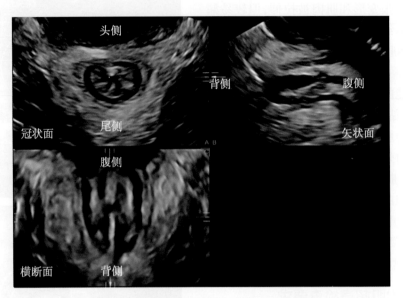

图 8-15 肛门括约肌多平面成像模式声像图

肛门括约肌多平面重建模式同时显示肛门括约肌冠状面、矢状面及横断面

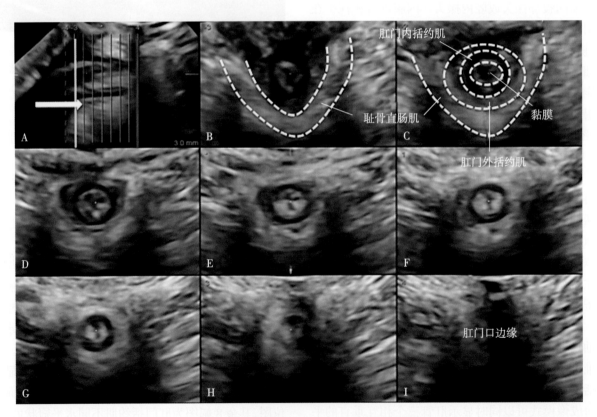

图 8-16 肛门外括约肌冠状面 TUI 模式观察要求

3×3平面TUI显示模式,共9幅图。A.确定肛门外括约肌观察范围,以背侧(远场)肛门外括约肌的长度调整层间距,观察范围从肛门内括约肌尾侧肛门口边缘(红线)至肛门外括约肌头侧止点(箭头)耻骨直肠肌水平(黄线)。B~I.代表不同水平冠状面;B.黄线水平冠状面;I.红线水平冠状面

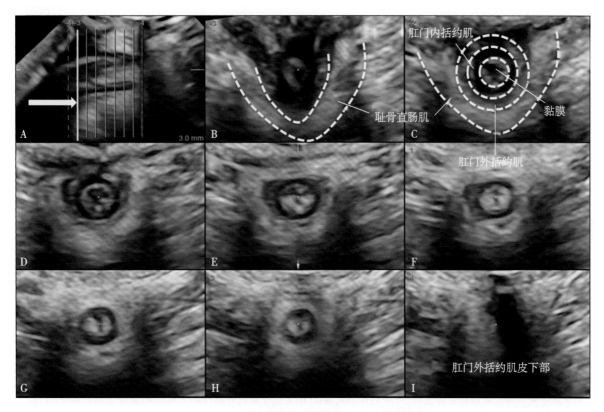

图 8-17　肛门内括约肌冠状面 TUI 模式观察要求

3×3 平面 TUI 显示模式，共 9 幅图。A. 定位肛门内括约肌观察范围，以背侧肛门内括约肌的长度调整层间距，观察范围从肛门内括约肌尾侧肛门外括约肌皮下部水平（红线）至肛门内括约肌头侧即肛直肠角水平（黄线）。B~I. 代表不同水平冠状面；B. 黄线水平冠状面；I. 红线水平冠状面

（5）方位：因探头横置时探头指示点放置位置不同，TUI 模式下图像方位与受检者的方位也不同。以肛门外括约肌短轴切面 TUI 模式图为例：若探头显示肛管矢状切面后顺时针旋转探头，探头指示点与图像指示点相反，第 1 幅图肛管长轴切面定位图显示图像左侧为肛管头侧，右侧为肛管尾侧，第 2~8 幅图依次由头侧向尾侧排序，此时第 2 幅图为肛门外括约肌深部止点头侧短轴切面，图像左侧为受检者的左侧，图像右侧为受检者的右侧（图 8-18）；反之，若逆时针旋转探头，探头指示点与图像指示点相同，第 1 幅图肛管长轴切面定位图显示图像左侧为肛管尾侧，右侧为肛管头侧，第 2~8 幅图依次由尾侧向头侧排序，第 2 幅图为肛门内括约肌尾侧肛门口边缘短轴切面，图像的左侧为受检者的右侧，反之左侧（图 8-19）。

（6）肛门括约肌损伤描述：在肛门括约肌冠状面，用时钟面标记法来描述缺损的位置，并测量缺损的角度；在矢状面，采用括约肌损伤的长度与整个括约肌长度的比例进行描述（图 8-20）。

三、正常肛门括约肌的超声表现

（一）肛门括约肌的二维超声表现

1. 冠状面　肛门内括约肌为平滑肌，超声表现为厚薄均匀的环形低回声区。研究报道在静息状态下肛门内括约肌的厚度为 2~3mm。随着年龄的增长，肛门内括约肌会增厚，回声增强，可能反映了肛门内括约肌的胶原替代。

肛门外括约肌回声及形态均与肛门内括约肌不同。肛门外括约肌为横纹肌，皮下部表现为类椭圆形高回声，深部及浅部表现为包绕肛门内括约肌的环形高回声，12 点钟方向肌层厚度较其他区域薄，易被误诊为损伤。

在排空状态下肛管闭合，内部星形的混合回声区为肛管黏膜。在肛门括约肌收缩状态下，肛管稍微缩窄，星形的黏膜变化不大，但肛门括约肌显示更加清晰，有利于对缺损的观察。

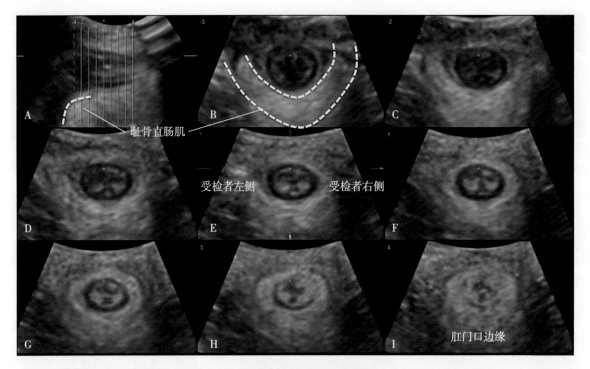

图 8-18　探头指示点与 TUI 模式图像指示点相反

显示肛管矢状面后顺时针旋转探头,所得 TUI 模式图像(B)定位于肛门外括约肌头侧止点(耻骨直肠肌水平),I.定位于肛门内括约肌尾侧肛门口边缘

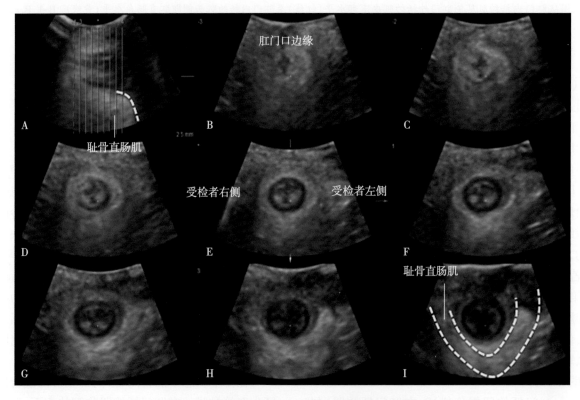

图 8-19　探头指示点与 TUI 模式图像指示点相同

显示肛管矢状面后逆时针旋转探头,所得 TUI 模式图像(B)为肛门内括约肌尾侧肛门口边缘,I.定位于肛门外括约肌深部头侧止点

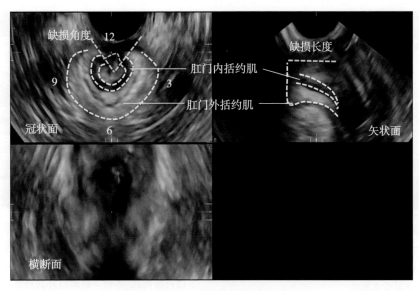

图 8-20　肛门括约肌损伤描述方式

在肛门括约肌冠状面,用时钟面标记法来描述缺损的位置,并测量缺损的角度。
在矢状面上,采用肛门括约肌损伤的长度与整个肛门括约肌长度的比例进行描述

因为超声对肛门外括约肌深部、浅部及皮下部的分界难以进行明确界定,因而简单将肛管区分为上、中、下段。上段肛管相当于肛门外括约肌深部,冠状面由内向外依次可见呈"黏膜星"状的混合回声肛门黏膜、环形低回声的肛门内括约肌、半环形或环形高回声肛门外括约肌,以及 U 形吊床样紧贴于肛门外括约肌后外侧的高回声耻骨直肠肌(图 8-21)。肛门外括约肌头侧与耻骨直肠肌纤维相互融合,分界不清,可通过是否包绕肛门内括约肌或连接耻骨支进行鉴别。中段肛管相当于肛门外括约肌浅部,冠状面显示肛门外括约肌呈完整环状结构,由内向外依次可见呈"黏膜星"状皱缩的混合回声肛门黏膜、环形低回声的肛门内括约肌、环形高回声的肛门外括约肌(图 8-22);下段肛管为肛门内括约肌尾侧水平,仅显示高回声类椭圆形的肛门外括约肌皮下部(图 8-23)。在肛门内外括约肌之间为联合纵肌,由直肠外纵肌延伸而来,多数情况下联合纵肌与肛门外括约肌回声接近,难以分清,常合并一起观察。

2. 矢状面　肛管正中矢状切面显示肛管呈多层样结构,由腹侧到背侧依次可见高回声的肛门外括约肌、低回声的肛门内括约肌、混合回声的肛直肠黏膜、低回声的肛门内括约肌、高回声的肛门外括约肌。肛门内括约肌呈均匀长条形低回声,起于肛门外括约肌皮下部与浅部交界处,止于肛直肠角。腹

侧及背侧肛门外括约肌呈高回声紧贴肛门内括约肌,向肛门处逐渐增厚。腹侧肛门外括约肌比背侧短,并且向下倾斜,因此难以在同一平面上呈现完整的 360° 环状肛门外括约肌结构,检查时应注意此结构特点,以免误诊肛门括约肌腹侧缺陷。正中矢状切面肛管腹侧为高回声会阴体,背侧见高回声的耻骨直肠肌(图 8-24)。因肛门外括约肌深部背侧与耻骨直肠肌纤维相互交织融合,且两者均为高回声,因此超声难以分清两者。向肛管侧壁扫查时,长条状低回声的肛门内括约肌变为片状低回声,带状高回声肛门外括约肌变为片状高回声区。

3. 横断面　一般通过三维 / 四维超声重建才能获得肛管横断面。肛管正中横断面呈对称性结构,由内向外依次为混合回声的肛管黏膜、对称性长条状低回声的肛门内括约肌及长条状高回声的肛门外括约肌(图 8-25)。由正中横断面向肛管前后壁观察,肛门内外括约肌分别表现为片状低回声及高回声区。

(二)肛门括约肌的三维 / 四维超声表现

多平面成像模式从三个互相垂直的方向对肛管进行重建,同时显示横断面、矢状面、冠状面(图 8-26)。而三维 / 四维 TUI 模式,可多个平面分别显示肛管冠状面(图 8-27)、矢状面(图 8-28)、横断面(图 8-29)不同水平的图像,尤其可重点利用肛管短轴切面 TUI 模式,同时对不同节段肛管结构进行观察。

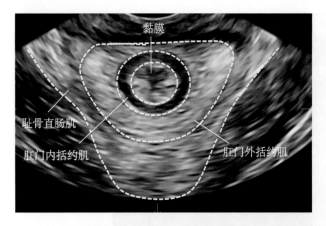

图 8-21　上段肛管冠状面二维图

上段肛管冠状面由内向外依次可见呈"黏膜星"状混合回声的肛门黏膜、均匀环形低回声的肛门内括约肌、环形高回声肛门外括约肌，以及 U 形高回声耻骨直肠肌

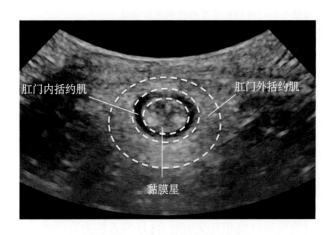

图 8-22　中段肛管冠状面二维图

中段肛管冠状面由内向外依次可见"黏膜星"混合回声的肛门黏膜、环形低回声的肛门内括约肌、环形高回声的肛门外括约肌

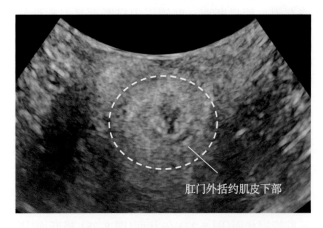

图 8-23　下段肛管冠状面二维图

下段肛管冠状面仅显示高回声的肛门外括约肌皮下部，与周边组织界限不清

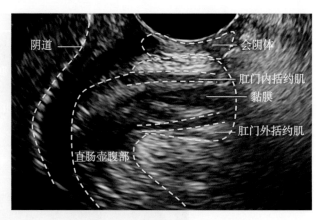

图 8-24　肛管正中矢状面二维图

肛管正中矢状面由腹侧到背侧依次可见高回声的肛门外括约肌、低回声的肛门内括约肌、混合回声的肛管黏膜、低回声的肛门内括约肌、高回声的肛门外括约肌。肛管腹侧为稍高回声会阴体，背侧见高回声的耻骨直肠肌，与肛门外括约肌分界不清

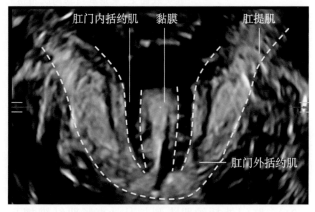

图 8-25　肛管正中横断面重建图

通过三维 / 四维超声重建获得肛管正中横断面，由内向外显示混合回声肛管黏膜、对称性长条状低回声的肛门内括约肌及长条状高回声的肛门外括约肌

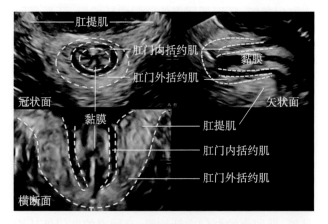

图 8-26　肛管多平面重建模式图

多平面重建模式同时显示肛管冠状面、矢状面、横断面三个互相垂直的平面

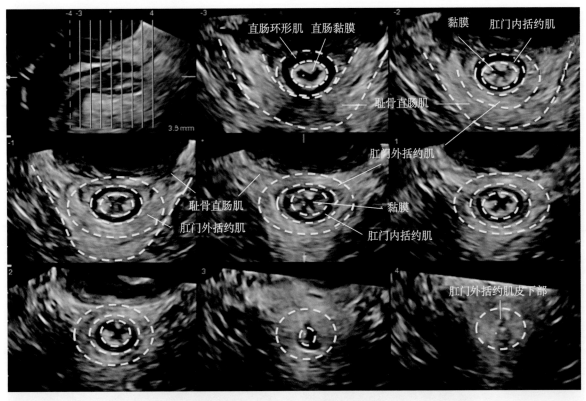

图 8-27　肛管冠状面 TUI 模式图

肛管冠状面 TUI 模式在多个冠状平面上对不同节段肛管结构进行观察

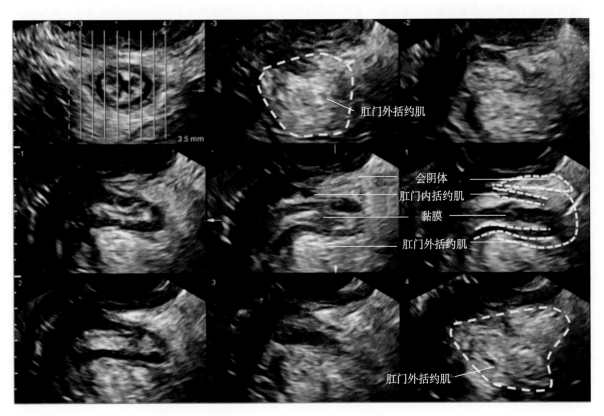

图 8-28　肛管矢状面 TUI 模式图

肛管矢状面 TUI 模式在多个矢状平面上对肛管结构进行观察。正中矢状面呈多层样结构,向侧壁观察时,仅显示肛门外括约肌呈片状高回声

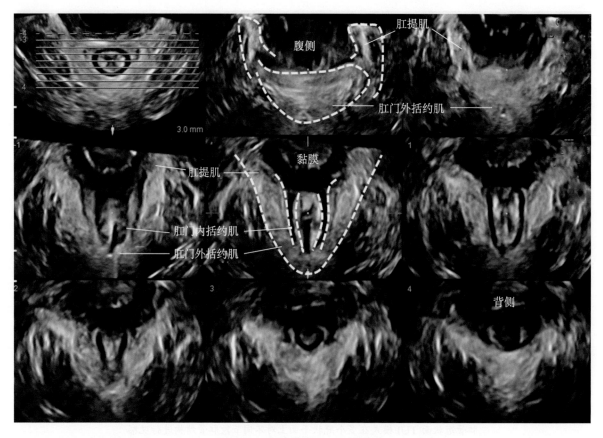

图 8-29　肛管横断面 TUI 模式图

肛管横断面 TUI 模式在多个横断平面上对肛管结构进行观察。肛管正中横断面呈对称性结构,由正中分别向肛管前后壁观察,仅显示片状高回声的肛门外括约肌和耻骨直肠肌

四、肛门括约肌损伤的超声表现

产伤性肛门括约肌损伤可表现为孤立的肛门外括约肌损伤,或肛门内外括约肌的复合型损伤,严重者累及肛管黏膜,少数患者仅累及肛门内括约肌。短轴声像图表现为损伤部位肛门括约肌连续性中断或变薄,对侧未受损部位肌肉可增厚,表现为"半月征"。累及肛门括约肌复合体以及肛管直肠上皮的Ⅳ度会阴撕裂,还可见肛管黏膜皱襞向损伤处聚集呈放射状。一般认为,在收缩状态下,在冠状面 TUI 轴平面下观察,肛门括约肌连续性中断,缺损超过30°,且当多于 4/6 的层面上出现这种改变时,肛门括约肌损伤的诊断基本明确。若 4 个层面以上显示缺损,即为完全断裂(图 8-30~ 图 8-32),若小于 4 个平面为部分断裂。若缺损小于 30°,很难与瘢痕组织鉴别,应结合其他检查进行诊断。

腹侧肛门外括约肌相对较薄弱,且肛门外括约肌腹侧短于背侧,因此在冠状面 TUI 模式下上段肛管腹侧仅显示肛门内括约肌,10 点钟至 2 点钟方向肛门外括约肌似连续性中断,但这种伪像边缘光滑、边界清晰,且腹侧肛门内括约肌完整(图 8-33)。由于损伤部位瘢痕形成,真正的缺损表现为增厚的不均匀回声区,且常合并有肛门内括约肌损伤,甚至累及中段肛管,TUI 模式下多个平面均可见缺损。

国外学者研究发现,Ⅲ度以上会阴撕裂的产妇修补术后,部分产妇仍可见术前肛门括约肌损伤超声表现,如 12 点位置肛门外括约肌增厚、肛门括约肌连续性中断、半月征形成、"黏膜星"状结构改变(图 8-34)。此时,肛门括约肌修补术的效果需根据临床症状改善的程度进行评估。

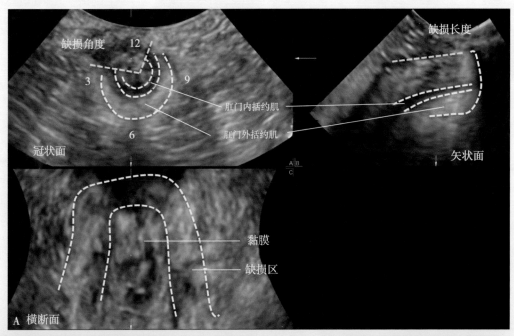

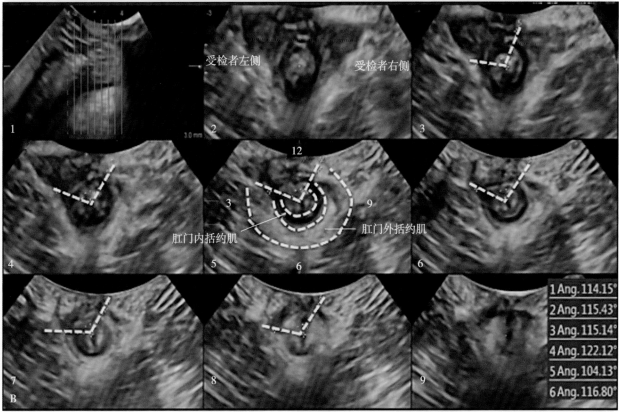

图 8-30　肛门内外括约肌完全断裂

A. 在收缩状态下,多平面重建模式显示肛门内外括约肌冠状面 11 点钟至 2 点钟方向连续性中断,在矢状面上低回声区(黄色虚线)累及肛管全长;B. 在冠状面 TUI 模式下观察,第 3~8 幅图像上肛门内外括约肌连续性中断,缺损超过 30°,肛门黏膜未向断端聚集,为肛门内外括约肌完全断裂

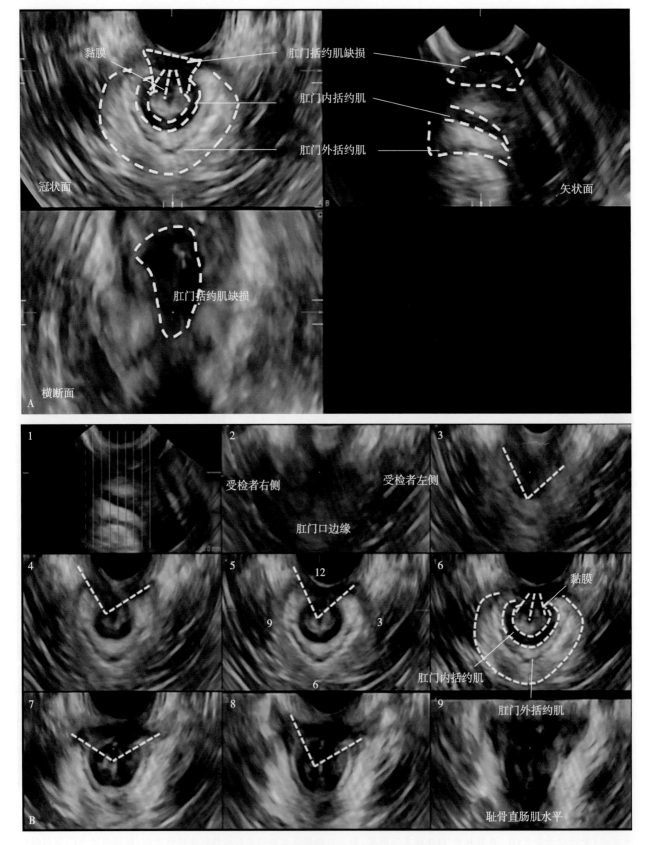

图 8-31 肛门内外括约肌完全断裂并累及黏膜

A. 在收缩状态下,多平面重建模式显示肛门内外括约肌冠状面 11 点钟至 1 点钟方向连续性中断,在矢状面上低回声区累及肛管全长;B . 在冠状面 TUI 模式下观察,第 3~8 幅图像上肛门内外括约肌连续性中断,缺损超过 30°,肛门黏膜皱襞向损伤处聚集呈放射状,为肛门内外括约肌完全断裂并累及黏膜

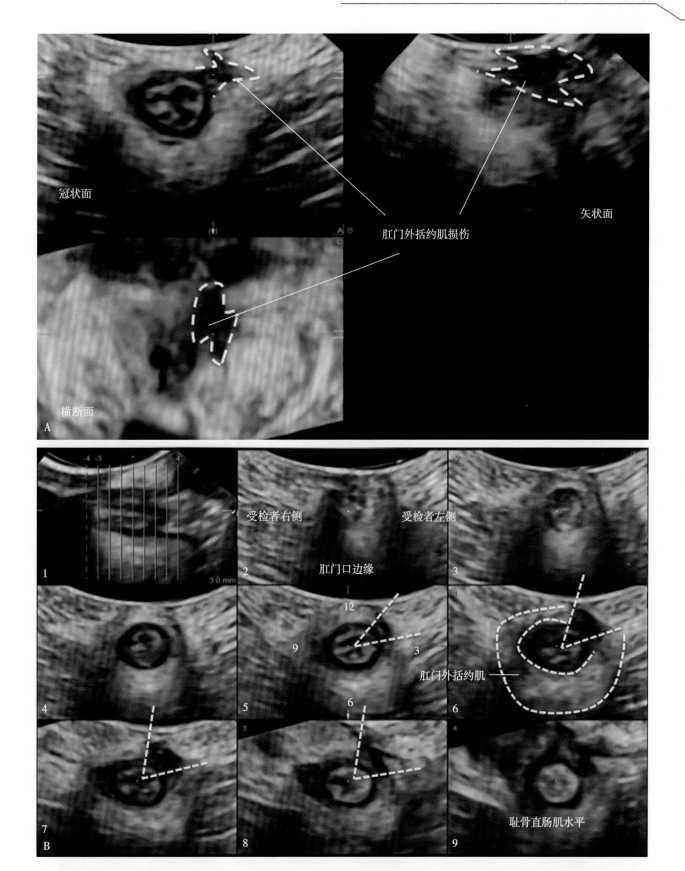

图 8-32 肛门外括约肌完全断裂

A. 在收缩状态下,多平面重建模式显示肛门外括约肌在冠状面、矢状面、横断面上均可见低回声区;B. 在冠状面 TUI 模式下观察,第 5~8 幅图像上肛门外括约肌连续性中断,缺损超过 30°,肛门内括约肌回声连续,黏膜星形态正常,为肛门外括约肌完全断裂

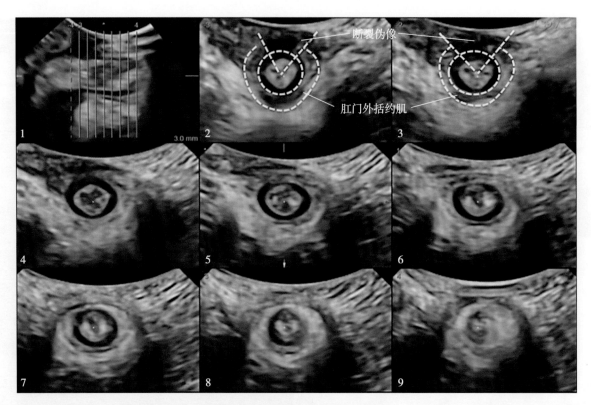

图 8-33　肛门外括约肌断裂伪像

在 TUI 模式下，肛门内括约肌连续，第 2~3 幅图显示上段肛管 11 点钟至 1 点钟方向肛门外括约肌回声减低，边缘光滑、边界清晰，其他平面未见连续性中断，为假性连续性中断

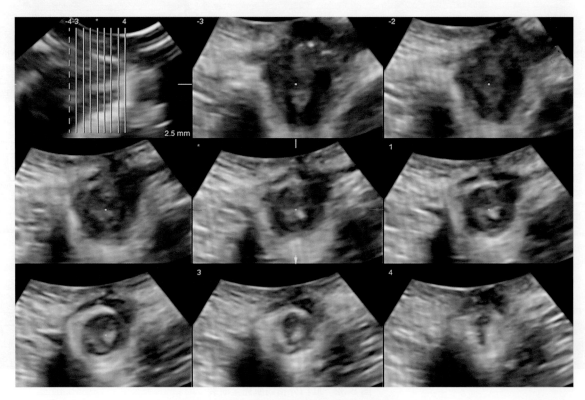

图 8-34　肛门外括约肌断裂修复后声像表现

会阴Ⅲ度撕裂修补术后冠状面 TUI 模式显示 9 点钟至 12 点钟方向肛门外括约肌仍可见连续性中断，缺损超过 30°，且第 3~8 个平面均可见此征象

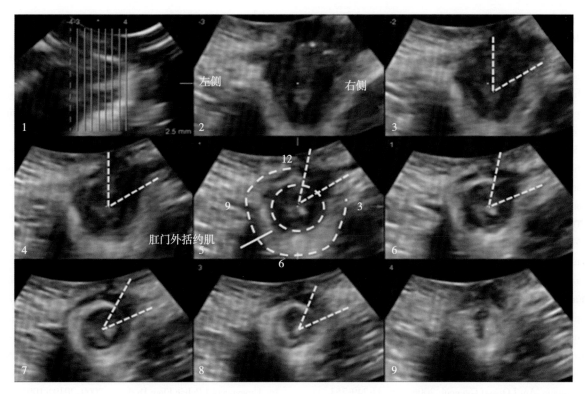

图 8-34（续）

（曹君妍 张姿景）

参考文献

1. Dietz HP, Shek C, Clarke B.Biometry of the pubovisceral muscle and levator hiatus by three-dimensional pelvic floor ultrasound. Ultrasound Obstet Gynecol, 2005, 25 (6): 580-585.

2. DeLancey JO, Morgan DM, Fenner DE, et al.Comparison of levator ani muscle defects and function in women with and without pelvic organ prolapse. Obstet Gynecol, 2007, 109 (2 Pt 1): 295-302.

3. Dietz HP, Simpson JM.Levator trauma is associated with pelvic organ prolapse. BJOG, 2008, 115 (8): 979-984.

4. Shek KL, Dietz HP.Intrapartum risk factors for levator trauma. BJOG, 2010, 117 (12): 1485-1492.

5. Brooks SV, Zerba E, Faulkner JA.Injury to muscle fibres after single stretches of passive and maximally stimulated muscles in mice. J Physiol, 1995, 488 (2): 459-469.

6. DeLancey JO, Kearney R, Chou Q, et al. The appearance of levator ani muscle abnormalities in magnetic resonance images after vaginal delivery. Obstet Gynecol, 2003, 101 (1): 46-53.

7. Dietz HP, Lanzarone V.Levator trauma after vaginal delivery. Obstet Gynecol 2005, 106 (4): 707-712.

8. Dietz HP, Steensma AB.The prevalence of major abnormalities of the levator ani in urogynaecological patients. BJOG, 2006, 113 (2): 225-230.

9. Kearney R, Miller JM, Delancey JO.Interrater reliability and physical examination of the pubovisceral portion of the levator ani muscle, validity comparisons using MR imaging. Neurourol Urodyn, 2006, 25 (1): 50-54.

10. Dietz HP, Hyland G, Hay-Smith J.The assessment of levator trauma: a comparison between palpation and 4D pelvic floor ultrasound. Neurourol Urodyn, 2006, 25 (5): 424-427.

11. Morgan DM, Umek W, Stein T, et al. Interrater reliability of assessing levator ani muscle defects with magnetic resonance images. Int Urogynecol J Pelvic Floor Dysfunct, 2007, 18 (7): 773-778.

12. Fielding JR, Dumanli H, Schreyer AG, et al.MR-based three-dimensional modeling of the normal pelvic floor in women: quantification of muscle mass. AJR Am J Roentgenol, 2000, 174 (3): 657-660.

13. Dietz HP.Quantification of major morphological abnormalities of the levator ani. Ultrasound Obstet Gynecol, 2007, 29 (3): 329-334.

14. Kashihara H, Shek KL, Dietz HP.Can we identify the limits of the puborectalis/pubovisceralis muscle on tomographic translabial ultrasound? Ultrasound Obstet Gynecol, 2012, 40 (2): 219-222.

15. Dietz HP, Abbu A, Shek KL.The levator-urethra gap measurement: a more objective means of determining levator

avulsion?Ultrasound Obstet Gynecol,2008,32(7):941-945.

16. Zhuang RR,Song YF,Chen ZQ,et al.Levator avulsion using a tomographic ultrasound and magnetic resonance-based model. Am J Obstet Gynecol,2011,205(3):231-238.

17. Dietz HP,Pattillo Garnham A,Guzman Rojas R.Is it necessary to diagnose levator avulsion on pelvic floor muscle contraction? Ultrasound Obstet Gynecol,2017,49(2):252-256.

18. Dietz HP,Bernardo MJ,Kirby A,et al. Minimal criteria for the diagnosis of avulsion of the puborectalis muscle by tomographic ultrasound. Int Urogynecol J,2011,22(6):699-704.

19. Fernando RJ,Sultan AH,Radley S,et al. Management of obstetric anal sphincter injury:a systematic review & national practice survey. BMC Health Serv Res,2002,2(1):9.

20. Faltin DL,Boulvain M,Floris LA,et al. Diagnosis of anal sphincter tears to prevent fecal incontinence:a randomized controlled trial. Obstet Gynecol,2005,106(1):6-13.

21. Kudish B,Blackwell S,McNeeley SG,et al.Operative vaginal delivery and midline episiotomy:a bad combination for the perineum. Am J Obstet Gynecol,2006,195(3):749-754.

22. Greve T.Disturbing "new" trends in tear prevention threaten midwives' autonomy. Midwifery Today Int Midwife,2009,92:56-57.

23. Frudinger A,Bartram CI,Kamm MA.Transvaginal versus anal endosonography for detecting damage to the anal sphincter. AJR Am J Roentgenol,1997,168(6):1435-1438.

24. Oom DM,West RL,Schouten WR,et al. Detection of anal sphincter defects in female patients with fecal incontinence:a comparison of 3-dimensional transperineal ultrasound and 2-dimensional endoanal ultrasound. Dis Colon Rectum,

2012,55(6):646-652.

25. Guzman Rojas RA,Kamisan Atan I,Shek KL,et al. Anal sphincter trauma and anal incontinence in urogynecological patients. Ultrasound Obstet Gynecol,2015,46(3):363-366.

26. Lee JH,Pretorius DH,Weinstein M,et al. Transperineal three-dimensional ultrasound in evaluating anal sphincter muscles. Ultrasound Obstet Gynecol,2007,30(2):201-209.

27. Huang WC,Yang SH,Yang JM.Three-dimensional transperineal sonographic characteristics of the anal sphincter complex in nulliparous women. Ultrasound Obstet Gynecol,2007,30(2):210-220.

28. Burnett SJ,Bartram CI.Endosonographic variations in the normal internal anal sphincter. Int J Colorectal Dis,1991,6(1):2-4.

29. Wasserberg N,Mazaheri A,Petrone P,et al. Three-dimensional endoanal ultrasonography of external anal sphincter defects in patients with faecal incontinence:correlation with symptoms and manometry. Colorectal Dis,2011,13(4):449-453.

30. Scheer I,Thakar R,Sultan AH.Mode of delivery after previous obstetric anal sphincter injuries(OASIS)-a reappraisal? Int Urogynecol J Pelvic Floor Dysfunct,2009,20(9):1095-1101.

31. Valsky DV,Messing B,Petkova R,et al.Postpartum evaluation of the anal sphincter by transperineal three-dimensional ultrasound in primiparous women after vaginal delivery and following surgical repair of third-degree tears by the overlapping technique. Ultrasound Obstet Gynecol,2007,29(2):195-204.

32. Davis K,Kumar D,Stanton SL,et al. Symptoms and anal sphincter morphology following primary repair of third-degree tears. Br J Surg,2003,90(12):1573-1579.

第九章

超声在产前盆底结构观察及产程监测中的应用

分娩是指妊娠满28周及以上,胎儿及附属物从临产开始到全部从母体娩出的过程。在分娩过程中,胎头下降至盆底水平时,阴道和宫颈口明显开大,胎头直接压迫盆底组织结构,肛提肌向下方及两侧穹隆样扩张,此时易受到损伤甚至撕裂。在妊娠期间,虽然人体通过神经体液调节使部分组织结构发生轻微改变去适应妊娠,为分娩做准备,但分娩仍会导致很多女性出现盆底结构损伤。早在1930年,Lee就证明盆底肛提肌撕裂的主要原因是经阴道自然分娩。1943年,Gainey首次报道经阴道自然分娩后肛提肌损伤的发病率约为20%,且损伤更倾向于右侧。近年来研究报道:经阴道分娩肛提肌损伤发病率约为15%~35%。

分娩所引起的肛提肌损伤是盆底功能障碍性疾病的主要原因。这种损伤位置隐匿,发病较晚,随着患者年龄增大,盆底功能障碍性疾病的症状逐渐显露出来。2010年美国国民健康和营养检查研究报告显示:美国女性盆底功能障碍性疾病的发病率为23.7%,15.7%的女性患有压力性尿失禁,9%的女性患有粪失禁,而且这种疾病的发病率随年龄的增大而提高。在20~39岁人群中盆底功能障碍性疾病发病率仅为9.7%,但80岁以上人群,发病率提高至49.7%。盆底功能障碍性疾病不但严重影响女性的生活质量,而且会增加个人、家庭及社会的医疗负担。

随着影像技术的不断发展,三维超声在医疗领域中的应用更加广泛。目前三维超声已应用在女性盆底结构评估中,产前对导致肛提肌损伤的危险因素进行评估,分娩过程中对胎儿位置进行实时监测,从而为临床医生提供准确的信息,进而预测分娩方

式,可避免肛提肌损伤,降低远期盆底功能障碍性疾病的发生率。

第一节
产前盆底结构的超声评价

一、妊娠期盆底结构的变化

妊娠期随着胎儿体重增加,母体子宫逐渐增大,使盆底肌肉和筋膜等软组织受到持续牵拉和压迫。同时由于受神经体液调节的影响,盆底肌群张力减小,结构松弛,导致妊娠期即出现盆底结构变化。这种改变是机体为自然分娩时顺利扩张产道,减少产道损伤而做的准备工作。

（一）盆腔脏器位置下移

随着妊娠孕周的增大,孕妇膀胱颈、宫颈和直肠壶腹的最低点明显下移。Chan等应用三维超声对474例单胎妊娠女性盆底结构进行研究时发现:在最大Valsalva动作后,早孕期膀胱颈的平均最低点为-2.56cm,中孕期为-2.23cm,晚孕期降至-2.04cm;早孕期宫颈平均最低点为-4.89cm,中孕期为-4.47cm,晚孕期降至-4.17cm;早孕期直肠壶腹平均最低点为-1.27cm,中孕期为-0.85cm,晚孕期为-0.62cm。除脏器最低位置发生变化外,部分晚孕女性在Valsalva动作后膀胱颈位置更靠近盆腔背尾侧,这种位置变化与妊娠期压力性尿失禁相关。

（二）肛提肌裂孔面积增大

正常状态下,肛提肌裂孔会在Valsalva动作时逐渐扩张,应用实时三维超声观察盆底轴平面时可

以清晰显示肛提肌裂孔的扩张过程,这种扩张能力一定程度上反映肛提肌的顺应性。随着妊娠孕周增大,肛提肌裂孔面积逐渐增大,扩张能力逐渐增强。据报道,在静息状态下肛提肌裂孔面积由早孕期的 12.07cm² 扩张至晚孕期的 14.83cm²。早孕期最大 Valsalva 动作后肛提肌裂孔面积比静息时面积增加 15.1%±24.8%;晚孕期这种扩张能力明显提高,与静息状态相比,最大 Valsalva 动作后肛提肌裂孔面积增加 24.7%±28.5%。肛提肌裂孔面积的变化会导致盆底功能出现异常,与非妊娠期相比,妊娠期女性压力性尿失禁的发病率明显增高,而且随着孕周的增加,发病率还会进一步提高,分娩后发病率略有下降。Annegreet 等发现,妊娠12 周时,18.8% 的孕妇出现压力性尿失禁;妊娠 36周时,这个比例上升到 47.2%;产后 6 个月时仍有37.5% 的孕妇存在压力性尿失禁的症状。研究表明,妊娠期压力性尿失禁与肛提肌裂孔面积增大有关,存在尿失禁症状的孕妇肛提肌裂孔面积显著大于无症状者。

（三）肛提肌裂孔形态变化

肛提肌裂孔由两侧的耻骨直肠肌和前方的耻骨支共同围绕形成。肛提肌裂孔形态异常不仅会引起第二产程延长,甚至会导致不良分娩结局。Veelen 等应用三维超声对 280 例单胎初次妊娠的女性盆底结构进行研究,分析 12 周和 36 周孕妇静息状态下,肛提肌收缩期和最大 Valsalva 动作后肛提肌裂孔面积与分娩方式之间的关系,发现因产程进展失败而紧急剖宫产的孕妇,妊娠 12 周时,收缩期肛提肌裂孔面积和横径均小于自然分娩组。因产程进展失败而进行器械助产的孕妇,妊娠 36 周时,收缩期肛提肌裂孔前后径小于自然分娩组。说明妊娠状态下肛提肌裂孔尺寸与器械助产或者紧急剖宫产相关。Dietz 等在研究妊娠期肛提肌裂孔形态时也发现了相似的结果,分娩过程中需要进行器械助产或者剖宫产的孕妇,在妊娠末期肛提肌收缩状态下裂孔横径小于正常自然分娩组,更严重的是这种较差的肛提肌顺应性可能会增加分娩过程中的宫内压,从而增加胎儿宫内窘迫的风险。这进一步说明,妊娠期肛提肌裂孔的大小和形态会影响分娩方式甚至分娩结果。除此之外,因产程进展失败而进行器械助产的孕妇,从妊娠 12~36 周,收缩期肛提肌裂孔面积没有随着孕周的增加而增大,这可能是和肛提肌没有很好的松弛有关,在这种状

态下当肛提肌受到极度拉伸时,很易造成损伤甚至撕裂。

（四）肛提肌的变化

在妊娠期间,受神经、体液调节的影响,肛提肌增厚,水分含量增多,需氧量增大,而且随着孕周的增加,肛提肌被逐渐拉长,顺应性增加,裂孔面积也随之增大。与非妊娠期比较,妊娠期肛提肌回声减低,组织结构层次清晰。这种结构变化为人类自然分娩提供基础保障,使其在分娩过程中可以顺利打开产道,而不会导致损伤。但并不是所有的肛提肌都能承受分娩过程所带来的极限拉伸状态。在第二产程过程中,胎头经过肛提肌裂孔时,完全占据裂孔,并将裂孔撑到最大。有文献报道,如果骨骼肌最大拉伸长度超过初长度的 1.5 倍时,肌肉将产生不同程度的损伤,甚至撕裂。初产妇分娩时肛提肌裂孔面积要从分娩前的 15~20cm² 扩张至 60~80cm²（图 9-1,图 9-2）,最大拉伸长度会达到初长度的 3 倍甚至更多,这已经超出了骨骼肌所能承受的范围。为了达到这种极致状态而不产生损伤,机体必须在妊娠期做好充足的准备。骨骼肌的力量、弹性和顺应性都可以通过锻炼而得到增强,如果肛提肌具有较强的弹性和顺应性,就可以减少分娩所带来的肌肉拉伤;如果肛提肌具有较强的力量,妊娠期及分娩后压力性尿失禁的发生率也会相应降低。

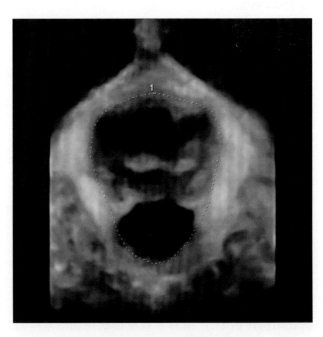

图 9-1　临产前静息期肛提肌裂孔形态

肛提肌裂孔面积为 14.13cm²

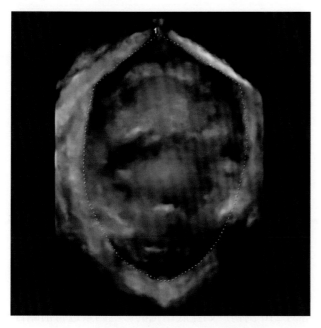

图 9-2　分娩中宫缩期肛提肌裂孔明显扩张

胎头达到 +2 水平时,宫缩期肛提肌裂孔面积约为 42.53cm²

二、引起肛提肌损伤的危险因素

女性盆底肛提肌损伤主要源于经阴道分娩。在理想状态下,医生能够对导致肛提肌损伤的危险因素进行充分评估和合理规避,从而降低肛提肌损伤的发病率,减少产后压力性尿失禁和远期盆腔脏器脱垂等情况的出现。但是妊娠和分娩是非常复杂的过程,很多因素参与其中,这些因素相互作用共同影响分娩结果。

（一）母体因素

在母体方面,引起肛提肌损伤的危险因素主要包括种族、年龄、身高、体重、身体质量指数（body mass index,BMI）和耻骨弓角（subpubic arch angle,SPAA）。

1. 种族差异　不同种族的女性在身高、体重、BMI 等方面均有差异。虽然在超声图像上不同种族来源的女性盆底结构大致是相同的,但是在肌肉特点上,如肌肉弹性、对抗拉伸的能力、产后恢复状况等方面均有一定的差异。白种人具有更大的盆腔脏器移动度和肛提肌裂孔面积;黄种人具有更厚更大的肛提肌。Cheung 等对妊娠期 200 例东亚黄种女性和 168 例白种女性的盆底结构进行对比观察,主要研究不同人种的肛提肌生物学特点和裂孔形态差异,结果显示:黄种人身高、体重、BMI 均小于白种人,胎儿体重也明显小于白种人。

（1）盆腔器官位置:对相同孕周的黄种人和白种人盆腔脏器位置进行比较,发现静息期膀胱颈位置两组没有差异,但是最大 Valsalva 动作时,白种人膀胱颈移动度更大。妊娠 36~38 周白种人膀胱颈下移 15.3mm ± 8.41mm,黄种人膀胱颈下移 8.8mm ± 2.24mm。白种人的膀胱最低点和直肠壶腹最低点均较黄种人更低,在最大 Valsalva 动作后白种人膀胱最低位点 13.2mm ± 9.09mm,黄种人膀胱最低位点 21.0mm ± 5.57mm。白种人直肠壶腹最低点 2.5mm ± 13.17mm,黄种人直肠壶腹最低点 13.9mm ± 8.91mm。

（2）肛提肌裂孔面积:黄种人肛提肌裂孔面积均值小于白种人,在最大 Valsalva 动作后,黄种人肛提肌裂孔面积为（15.88 ± 5.45）cm²,白种人肛提肌裂孔面积为（20.1 ± 4.47）cm²。与静息期相比较,最大 Valsalva 动作后,黄种人肛提肌裂孔面积增加 19%,白种人肛提肌裂孔面积增加 32%。肛提肌收缩后,黄种人的肛提肌裂孔面积减少 20%,白种人减少 24%。

（3）肛提肌解剖结构:黄种人的肛提肌面积和厚度要明显高于白种人,黄种人的肛提肌平均厚度为 8.46mm,白种人为 7.43mm。黄种人的肛提肌平均面积为 7.86cm²,白种人为 6.67cm²。虽然黄种人拥有更厚更大的肛提肌,从结构上看黄种人貌似比白种人的盆底肌肉承受能力更强大,但是分娩后白种人和黄种人肛提肌损伤发病率并没有明显差异。Chan 等对 442 例妊娠期亚洲女性分娩前后肛提肌形态变化研究发现:分娩过程中亚洲女性肛提肌损伤率为 19%,并没有比白种人低,说明分娩过程是多种因素参与的复杂过程,肛提肌损伤结果也由多种因素共同促成,并不是由单纯肛提肌本身厚度和面积所决定的。

2. 身体质量指数　身体质量指数（body mass index,BMI）简称体重指数,是国际上常用的衡量人体胖瘦程度的一个标准,计算方法是用体重（公斤）除以身高（米）的平方得出的数值,即 BMI= 体重（kg）÷身高²（m）。由于孕妇的个体差异,身高、体重会对分娩结局产生影响,因此,常用 BMI 作为衡量指标。人体身型呈矮胖状时 BMI 大,呈瘦高状时 BMI 小。Shek 等对 488 例初次单胎妊娠的女性盆底结构进行研究,选择一系列可能导致肛提肌损伤的危险因素进行分析,这些因素包括母体年龄、BMI、剖宫产家族史、妊娠期肛提肌裂孔面积、肛提肌应变、膀胱颈移动度和耻骨弓角,并应用多因素逻辑回归分析上述因素在分娩过程中对肛提肌影响的意义,发现在诸多的影响因素中,较低的BMI是引起肛提肌损伤的危险因素之一。

3. **母体初次分娩年龄**　母体初次分娩年龄越大,肛提肌损伤率越高。随着年龄的增长,人体组织结构发生细微改变,比如皮肤衰老、脏器功能下降、运动能力减弱、记忆力减退等,其中年龄增长对人体肌肉的影响更加明显,肌肉含量逐年下降、体积变小、弹性减弱、拉伸能力不足等一系列问题都会出现。盆底肌群同样面临这样的问题,女性初次分娩的年龄越大,经阴道分娩导致的肛提肌损伤率越高,母体高龄是引起肛提肌损伤的危险因素。Kearney等应用磁共振对产后160例经阴道分娩的女性肛提肌形态进行观察,发现肛提肌损伤组的女性在初次分娩时平均年龄是(32.8±5.9)岁,而非损伤组的女性平均年龄是(29.4±4.7)岁,产后出现肛提肌损伤的女性比非损伤的女性年龄大3.5岁。

4. **耻骨弓角**　耻骨弓角(subpubic arch angle, SPAA)是指两侧耻骨支在耻骨联合处汇合而形成的角度(图9-3)。该角度因种族和地域的不同略有差异。在不同的研究结果中,均指出SPAA不会直接引起肛提肌损伤,也不会直接影响分娩结果和分娩方式,但该角度减小会导致第二产程时间延长。第二产程的时间与肛提肌损伤和分娩方式相关,所以SPAA会通过影响第二产程时间间接影响分娩过程。Choi等率先应用超声对27位正常中

国女性SPAA进行评估,并规定了测量方法,即在重组轴平面上以耻骨联合为顶点,两侧耻骨支后下缘为两边,测量耻骨弓角,该研究得出的耻骨弓角为95.5°~127.6°。Dietz等应用该方法回顾性分析625位单胎初产妇的耻骨弓角,结果显示妊娠34~36周的孕妇平均耻骨弓角是109.3°(65.6°~131.6°)。Gilboa等测量第二产程延长的孕妇耻骨弓角的平均值是101.1°±13.1°(80°~135°)。

（二）胎儿因素

胎儿头围的大小会影响产程进展、分娩方式及分娩结果。当巨大儿经过产道时,肛提肌裂孔扩张更明显,肛提肌拉伸更长,带来的损伤更多。在胎儿双顶径、头围、腹围、体长、体重等因素中,头围的影响最大。头围越大,肛提肌损伤风险越高。Valsky等对210例初产妇盆底结构的影响因素进行前瞻性观察研究,发现当胎儿头围≥35.5cm时,肛提肌损伤的风险增加3.343倍。晚孕期由于不同胎儿之间头型不同,双顶径变异较大,但是头围变异较小。当胎头通过肛提肌裂孔时,肛提肌顺应胎儿头型出现变化,其拉伸长度主要取决于头围,与双顶径无关,因此头围决定了肛提肌拉伸的最大长度,是导致肛提肌损伤的主要因素。此外,在分娩过程中,由于胎儿腹部柔软,通过产道时出现形变,所以腹围对肛提肌无明显影响。胎儿体重与头围有多重共线性,而头围的影响比体重的影响更大,所以产前估测肛提肌损伤风险时应考虑胎儿头围而不是考虑胎儿体重。

（三）分娩过程中的影响因素

分娩过程中能够引起肛提肌损伤的危险因素主要包括第二产程时间、产钳助产和胎头吸引术。

1. **产钳助产和胎头吸引术**　与肛提肌损伤具有高度的相关性。Shek等应用超声对488例女性进行产后肛提肌形态评估,结果发现产钳助产引起的肛提肌损伤是正常自然分娩的3.83倍,而且在多项引起肛提肌损伤的因素中,产钳助产是独立危险因素。Chan等应用超声对339例中国女性产后盆底结构进行研究,发现经阴道分娩后,肛提肌总体损伤率是21.7%,正常自然分娩损伤率是15.4%,实施胎头吸引术损伤率为33.3%,而使用产钳助产的损伤率高达71.4%,逻辑回归显示阴道内器械助产会增加肛提肌损伤的风险。虽然随着操作技术的成熟和产钳形状的改进,产钳助产所导致的肛提肌损伤率已经减低,但是产钳在阴道内的位置、力量、方向

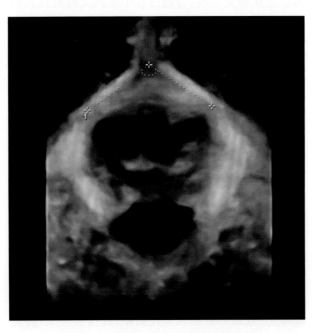

图9-3　肛提肌裂孔平面测量耻骨弓角

以及操作不当仍会对已经扩张到极致的肛提肌产生严重的影响,所以减少分娩过程中产钳的使用必然会降低肛提肌损伤的风险。

2. 第二产程延长　与肛提肌损伤高度相关,第二产程时间越长,肛提肌损伤风险越大。Shek 等研究发现,正常分娩组第二产程平均时长为 68 分钟,而肛提肌损伤组第二产程平均时长为 94 分钟。当第二产程时长≥110 分钟时,肛提肌损伤的风险增加 2.27 倍。当胎儿头围≥35.5cm,并且第二产程时长≥110 分钟时,肛提肌损伤的风险增加 5.32 倍。在对产后女性盆底结构观察中发现,虽然部分女性产后没有出现肛提肌撕裂,但与产前相比肛提肌裂孔明显增大,这种增大的肛提肌裂孔与远期盆腔脏器脱垂高度相关。如果以产后肛提肌裂孔扩张 20% 作为肛提肌裂孔不可逆性扩张的截断值,第二产程延长与肛提肌裂孔不可逆性扩张高度相关。

3. 其他　除经阴道器械助产和第二产程延长为确切的能够引起肛提肌损伤的因素外,分娩过程中的影响因素还包括硬膜外麻醉、使用催产素、会阴侧切术以及会阴撕裂。硬膜外麻醉似乎对肛提肌损伤具有保护作用,但是该方法会引起第二产程延长,所以对肛提肌的影响并不确切。会阴撕裂、应用催产素和会阴侧切术与肛提肌损伤的关系在各文献报道中结果不尽相同,所以该方面仍需进一步研究。

第二节
超声在产程监测中的应用

产妇在临产时最想知道自己是否适合阴道分娩、在分娩过程中是否需要进行器械助产或紧急剖宫产。如果此时产科医生可以通过不同的检查方法和手段监测胎头下降过程和预判分娩方式,这对提高分娩的安全性、减少分娩并发症具有非常重要的意义。

一、临床检查方法

临产开始的标志为规律并且逐渐增强的子宫收缩,持续 30 秒或 30 秒以上,间歇 5~6 分钟,并伴随进行性宫颈管消失、宫口扩张和胎先露部下降。

从开始规律宫缩直到胎儿胎盘娩出的全过程

称之为总产程,总产程共分为三个部分:第一产程是指临产开始直至宫口完全扩张(10cm)为止。第二产程是从宫口完全扩张到胎儿娩出。第三产程是从胎儿娩出后到胎盘胎膜娩出,即胎盘剥离和娩出的过程。第二产程始终伴随着胎头下降,下降呈间歇性,宫缩时胎头下降,间歇时胎头稍有回缩。胎头下降的程度是决定能否经阴道分娩的重要检查项目,通过阴道触诊能够明确胎儿颅骨最低点,并能协助判断胎位。

在产程观察和监测过程中,临床医生常应用胎头下降曲线对胎头的位置进行描述。胎头下降曲线是指以胎儿颅骨最低点与坐骨棘平面的关系来表示胎头下降的程度。坐骨棘平面是判断胎头位置高低的标志。胎儿颅骨最低点达到坐骨棘平面时以"0"表达,坐骨棘平面上 1cm 时以"−1"表达,坐骨棘平面下 1cm 时以"+1"表达(图 9-4)。以此类推,胎头下降的位置及下降的速度可作为估计分娩难易的指标。

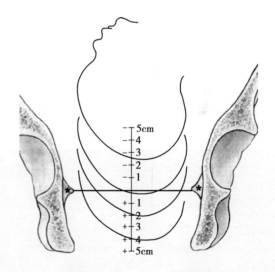

图 9-4　胎头下降曲线示意图
"*"为坐骨棘

虽然这种方法在临床上得到了广泛应用,但是在检查的过程仍然缺少客观依据,检查结果具有一定的主观性。Dupuis 等应用模拟器对有 2 年工作经验的住院医师和 9 年工作经验的主治医师进行考核,检查其应用胎头下降曲线判断胎头位置的准确性,结果显示住院医师平均错误率为 30%,主治医师平均错误率为 34%。说明这种检查方法在判断胎头位置方面仍然具有一定的误差。如果此时能够增加影像学方法进行辅助检查,根据图像上客观的解剖标志来判断胎儿的位置,并与临床检查方法配合使用,共同监测分娩过程,不失为一个更好的选择。经会阴三维超声已经在女性盆底检查中应用多年,其可为医生提供更多的盆底结构信息。与 CT 和 MRI 相比,超声设备小巧便捷,图像分辨率良好,可在床旁对患者进行检查,也可以对分娩过程实时监测。

二、超声监测方法

(一) 距离测量法

首先在超声图像上寻找到确切的解剖标志,然后测量胎头最低点与解剖标志之间的距离即可判断胎儿的位置。在盆底检查过程中,超声图像虽无法显示坐骨棘,但耻骨联合显示非常清晰,是很好的解剖标志。下面介绍两种以耻骨联合为解剖标志的距离测量法。

方法 A:以通过耻骨联合下缘并平行于声束方向的直线作为参考线,测量参考线与胎儿颅骨最低点之间的距离(图 9-5)。方法 B:以通过耻骨联合下缘并垂直于耻骨联合长轴线的直线作为参考线,测量参考线和胎儿颅骨最低点之间的距离(图 9-6)。如果胎头最低点位于参考线上方,则以"–"表示,如果胎头超过参考线,下降至参考线的下方,以"+"表示。

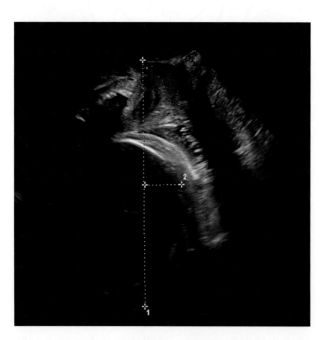

图 9-5　应用方法 A 测量胎头位置
胎头位于 –2 水平,测量距离为 +28mm

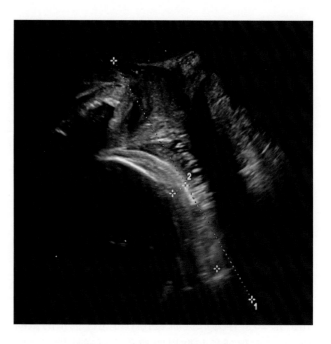

图 9-6　应用方法 B 测量胎头位置
胎头位于 –2 水平,测量距离为 –8.9mm

Dietz 等应用经会阴超声对 139 例已经临产并且胎头衔接的初产妇进行研究,使用上述两种测量方法对胎头位置进行判断,研究超声测量结果与胎头下降曲线的相关性。结果显示,当胎头衔接时,方法 A 测量胎儿颅骨最低点到参考线的距离为 –29.8mm 到 +64.2mm,平均距离为 +25.5mm。方法 B 测量距离为 –38.2mm 到 +25mm,平均距离为 –6.7mm。阴道指诊对胎头下降曲线进行评估,结果为 –3 到 +1,平均为 –2。将超声所测结果与阴道指诊结果进行比较,发现方法 A 和方法 B 所得结果与胎头下降曲线结果之间均具有良好的相关性。

(二) 角度测量法

角度测量法是应用胎头与耻骨联合之间的角度判断胎儿的位置,预测产程进展时间并指导分娩方式。操作方法如下:在孕妇临产后将探头放置于耻骨联合下方阴唇上,显示出盆底正中矢状切面,在此切面上显示耻骨联合的边界和形态,并确认耻骨联合中轴线的位置。还需要显示胎儿颅骨,确认胎儿颅骨的边缘。首先画出耻骨联合中轴线,然后经过耻骨联合下缘画出一条与胎儿颅骨外缘相切的直线,这两条直线之间的夹角即需要测量的角度(图 9-7,图 9-8)。

Barbera 等对临产的孕妇进行会阴超声检查,并应用角度测量法指导分娩方式。研究结果显示,该角度随着胎头的下降逐渐增大,并与胎头下降曲线

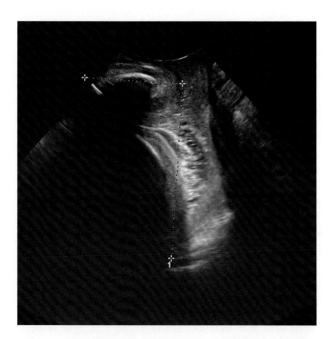

图 9-7　应用角度测量法测量胎头与耻骨联合之间的角度
胎头位于 -2 水平,所测角度约为 90°

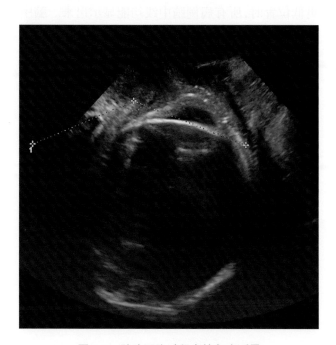

图 9-8　胎头下降过程中的角度测量
胎头位于 +2 水平,所测角度约为 138°

有良好的相关性。在预测胎儿娩出时间方面,该角度具有重要的意义。进入第二产程后,随着该角度的增加,距离胎儿娩出的时间越来越少。角度 ≤135° 时,距离胎儿娩出平均时长为 (42.1 ± 3.16) 分钟;角度在 136°~167° 时,距离胎儿娩出平均时长为 (20.3 ± 2.48) 分钟;角度在 168°~200° 时,距离娩出平均时长为 (12.4 ± 2.46) 分钟;角度 >200° 时,距离胎儿娩出平均

时长为 (5.8 ± 1.65) 分钟。

在预测分娩方式方面,该角度也有其独特的作用。研究显示,进入第二产程后,角度 ≥120° 的产妇全都能自然分娩。6 例紧急剖宫产的产妇该角度平均为 108°,且最大的角度也没有超过 120°。据此结果判断,进入第二产程时,如果耻骨联合与胎儿颅骨之间的角度 ≥120°,该患者可以进行阴道分娩;如果此角度 ≤110°,可能产程进展失败而需要进行紧急剖宫产或器械助产。

(三) 胎头方位测量法

胎头下降的过程会伴随胎头前后朝向的改变。当胎头下降至盆底水平时,软产道下段形成一个向前弯曲的长筒,阴道前壁短、后壁长,阴道外口向前上方开放,胎头下降时沿着产道走行,所以胎头的朝向出现由后向前的变化过程。胎头方位判断方法共分三步:

第一步,确认参考线:在盆底正中矢状切面上以通过耻骨联合下缘并垂直于耻骨联合长轴的一条直线为参考线,该条线称之为耻骨下线。第二步,判断胎儿头部最宽径:这个最宽径与胎儿系统性筛查中双顶径不同,不需要显示胎儿颅内结构,仅确认胎头在该切面上最宽径即可。当宫缩时这条线随胎头的下降而出现位置变化,观察该条线是否低于耻骨下线。第三步,判断胎头方位:指在正中矢状切面上垂直于胎头最宽径的直线方向,也就是胎头的朝向。当这条线偏向孕妇的腹侧呈现 30° 或者更大的角度时,称之为胎头前位;当角度 <0 时称之为胎头后位;角度在 0~30° 之间称之为胎头水平位(图 9-9)。

Ghi 等研究显示:当超声图像上显示胎头后位时,胎头下降曲线上大部分胎头位置 ≤+1cm (44/57 例);胎头呈水平位时,大部分胎头位置 ≤+2cm (53/59 例);胎头前位时,大部分胎头位置 ≥+3cm (46/52 例)。胎头方位与胎头下降曲线具有良好的相关性。

Henrich 等对 20 例因产程进展失败或胎儿窘迫等原因需要实施胎头吸引术的产妇进行观察,并应用胎头方位的变化预判胎头吸引术实施的难易与成败。研究发现,胎头前位是成功实施胎头吸引术的指标。在所观察的 20 例患者中,有 11 例胎头前位,医生对这 11 例均成功实施了胎头吸引术;有 9 例胎头水平位或者胎头后位,其中有 2 例成功实施胎头吸引术,还有 2 例尽管也实施了胎头吸引术,但是过程非常艰难,其余病例均以失败告终。此研究说明,对于需要实施胎头吸引术的病例,胎头前位是顺利

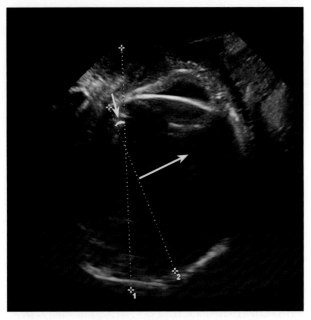

图 9-9　胎头方位判断法

长箭头显示胎头方位,短箭头显示角度。胎头位于 +2 水平时胎头略朝向腹侧,所测角度为 28°,胎头水平位

进行胎头吸引术的指标,对胎头水平位或者胎头后位者实施胎头吸引术较困难甚至操作失败。

（四）胎头旋转角度测量法

当胎儿颅骨达到中骨盆至骨盆出口平面时,胎头下降的过程伴随内旋转,内旋转是胎头围绕骨盆纵轴旋转,使矢状缝与中骨盆及骨盆出口前后径相一致的动作（图 9-10）。主要目的是适应中骨盆及骨盆出口前后径大于横径的特点,有利于胎头下降。

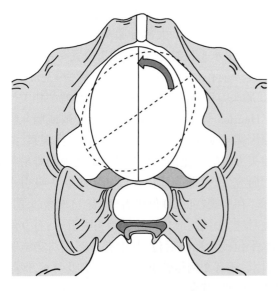

图 9-10　胎头内旋转示意图

胎头旋转角度测量法是利用胎头内旋转,测量胎儿脑中线与骨盆前后正中线之间的角度,从而判断胎头下降的位置和预测分娩方式。随着胎头下降和内旋转,该角度逐渐减小。

操作方法如下:首先将探头放置于耻骨联合下方阴唇处,显示正中矢状切面,然后将探头旋转 90°,显示盆底横切面,确认胎儿脑中线。测量脑中线与骨盆前后正中线之间的角度,即为胎头旋转角。

Ghi 等应用经会阴超声对孕周大于 37 周单胎头先露初产妇的分娩过程进行观察,从产妇宫口开全直至胎儿娩出,每 15~30 分钟进行一次经会阴超声检查和阴道指检,并将所测胎头旋转角与胎头下降曲线相比较,记录分娩结局。

研究显示,胎头旋转角随胎头下降角度变小。在横切面显示脑中线的过程中,由于受到耻骨联合声影的影响,下降曲线中胎头位于 0 或 +1 位置时仅有一半的病例能显示脑中线;而胎头位于 +2 水平或更低位置时,所有病例脑中线均能显示出来。脑中线观察失败或者是胎头旋转角度 ≥45° 时,胎头下降位置不到 +2;相反,胎头旋转角度 <45° 时,胎头下降位置超过 +3。

该研究还表明胎头方位与胎头旋转角也有相关性。当脑中线无法探及时,胎头呈后位;当胎头旋转角 ≥45° 时,胎头呈后位或者水平位;当胎头旋转角 <45° 时,胎头呈前位;当胎头旋转角 <45° 并且胎头为前位时,临床检查胎头下降位置超过 +3。

上述不同测量方法的共同点,是利用胎头与超声图像上解剖标志之间的关系来确定胎儿位置及预测分娩方式,图像客观,测量精准,操作便捷,重复性好,可为临床医生提供准确的胎儿位置信息。

（王旭东　田家玮）

参考文献

1. Dietz HP. Lanzarone V. Levator trauma after vaginal delivery. Obstet Gynecol, 2005, 106(4): 707.

2. Lancey JO, Kearney R, Chou Q, et al. The appearance of levator ani muscle abnormalities in magnetic resonance images after vaginal delivery. Obstet Gynecol, 2003, 101(1): 46.

3. Nygaard I, Barber MD, Burgio KL, et al. Prevalence of Symptomatic Pelvic Floor Disorders in US Women. JAMA, 2008, 300(11): 1311.

4. Zhu Lan, Lang Jinghe, Liu Chunyan, et al. The epidemiological study of women with urinary incontinence and risk factors for stress urinary incontinence in China. Menopause, 2009, 16(4):

831.

5. Chan SS, Cheung RY, Yiu KW, et al. Pelvic floor biometry during first singleton pregnancy and the relationship with pelvic floor disorders symptoms: a prospective observational study. BJOG, 2014, 121 (1): 121.

6. Veelen A, Schweitzer K, Vaart H. Ultrasound Assessment of Urethral Support in Women With Stress Urinary Incontinence During and After First Pregnancy. Obstet Gynecol, 2014, 124 (2): 249.

7. Chan S, Cheung R, Yiu K, et al. Pelvic floor biometry during a first singleton pregnancy and the relationship with symptoms of pelvic floor disorders: a prospective observational study. BJOG, 2014, 121 (1): 121.

8. Veelen A, Schweitzer K, Hoogenhuijze N. Association between levator hiatal dimensions on ultrasound during first pregnancy and mode of delivery. Ultrasound Obstet Gynecol, 2015, 45 (3): 333.

9. Lanzarone V, Dietz HP. Three-dimensional ultrasound imaging of the levator hiatus in late pregnancy and associations with delivery outcomes. Aust Obstet Gynaecol, 2007, 47 (3): 176.

10. Brooks SV, Zerba E, Faulkner JA. Injury to muscle fibres after single stretches of passive and maximally stimulated muscles in mice. Physiol, 1995, 488 (2): 459.

11. Dietz HP. Pelvic floor muscle trauma. Obstet Gynecol, 2010, 5 (4): 479.

12. Shek KL, Dietz HP. Intrapartum risk factors for levator trauma. BJOG, 2010, 117 (12): 1485.

13. Cheung RY, Shek KL, Chan SS, et al. Pelvic floor muscle biometry and pelvic organ mobility in East Asian and Caucasian nulliparae. Ultrasound Obstet Gynecol, 2015, 45 (5): 599.

14. Chan SS, Cheung RY, Yiu KW, et al. Pelvic floor biometry in Chinese primiparous women 1 year after delivery: a prospective observational study. Ultrasound Obstet Gynecol, 2014, 43 (4): 466.

15. Shek KL, Dietz HP. Can levator avulsion be predicted antenatally? Obstet Gynecol, 2010, 202 (6): 586.

16. Kearney R, Miller JM, Ashton JA, et al. Obstetric factors associated with levator ani muscle injury after vaginal birth. Obstet Gynecol, 2006, 107 (1): 144.

17. Choi S, Chan SS, Sahota DS, et al. Measuring the angle of the subpubic arch using three-dimensional transperineal ultrasound scan: intraoperator repeatability and interoperator reproducibility. Perinatol, 2013, 30 (3): 191.

18. Albrich S, Shek K, Krahn U, et al. Measurement of subpubic arch angle by three-dimensional transperineal ultrasound and impact on vaginal delivery, Ultrasound Obstet Gynecol, 2015, 46 (4): 496.

19. Albrich S, Laterza RM, Merinsky A, et al. Naumann G. Measurement of the infrapubic angle using 3D perineal ultrasound and its relationship to obstetrical parameters. Ultraschall Med, 2012, 33 (7): 95.

20. Gilboa Y, Kivilevitch Z, Spira M, et al. Achiron R. Pubic arch angle in prolonged second stage of labor: clinical significance. Ultrasound Obstet Gynecol, 2013, 41 (4): 442.

21. Valsky DV, Lipschuetz M, Bord A, et al. Fetal head circumference and length of second stage of labor are risk factors for levator ani muscle injury, diagnosed by 3-dimensional transperineal ultrasound in primiparous women. Obstet Gynecol, 2009; 201 (1): 91.

22. Delft K, Thakar R, Sultan AH, et al. Levator ani muscle avulsion during childbirth: a risk prediction model. BJOG, 2014, 121 (9): 1155.

23. Chan SS, Cheung RY, Yiu AK, et al. Prevalence of levator ani muscle injury in Chinese women after first delivery. Ultrasound Obstet Gynecol, 2012, 39 (6): 704.

24. 乐杰. 妇产科学. 第7版. 北京: 人民卫生出版社, 2008.

25. Dupuis O, Silveira R, Zentner A, et al. Birth simulator: reliability of transvaginal assessment of fetal head station as defined by the American College of Obstetricians and Gynecologists classification. Obstet Gynecol, 2005, 192 (3): 868.

26. Dietz HP, Lanzarone V. Measuring engagement of the fetal head: validity and reproducibility of a new ultrasound technique. Ultrasound Obstet Gynecol, 2005, 25 (2): 165.

27. Barbera AF, Pombar X, Perugino G, et al. A new method to assess fetal head descent in labor with transperineal ultrasound. Ultrasound Obstet Gynecol, 2009, 33 (3): 313.

28. Henrich W, Dudenhausen J, Fuchs I, et al. Intrapartum translabial ultrasound (ITU): sonographic landmarks and correlation with successful vacuum extraction. Ultrasound Obstet Gynecol, 2006, 28 (6): 753.

29. Ghi T, Farina A, Pedrazzi A, et al. Diagnosis of station and rotation of the fetal head in the second stage of labour with intrapartum translabial ultrasound. Ultrasound Obstet Gynecol, 2009, 33 (3): 331.

第十章

盆底超声在产后盆底功能障碍性疾病中的应用

产后盆底功能障碍性疾病概述

女性产后盆底功能障碍性疾病(female pelvic floor dysfunction, FPFD)包括压力性尿失禁(stress urinary incontinence ,SUI)、盆腔器官脱垂(pelvic organ prolapse,POP)和性功能障碍(sexual dysfunction)等,其中以 SUI 最为常见,其次是 POP。妊娠和分娩是女性盆底功能障碍性疾病的独立危险因素。据国内流行病学调查显示,产后妇女盆底疾病发病率高,很大程度上影响了女性的生活质量。如何预防疾病的发生发展,进而改善女性的盆底健康状况也是临床普遍关注的热点问题。对于盆底疾病,我们不仅需要对广大产后妇女进行科普宣教,同时还要做到早期筛查、早期诊断及积极治疗,并对治疗效果做出准确评估。这对于临床治疗方案的选择与调整尤为重要。

对于产后盆底功能障碍的治疗,盆底肌训练(pelvic floor muscle training, PFMT)是目前应用最广、疗效也比较确切的治疗方法,又称为凯格尔运动(Kegel exercises),由美国医生 Arnold Kegel 在 1948 年提出。盆底肌训练是指患者对以肛提肌为主的盆底肌肉群进行自主性收缩锻炼,以增强盆底肌群的支持张力,达到减轻脱垂及漏尿等症状的目的。对于不能主动收缩盆底肌肉的患者可采用生物反馈和盆底电刺激的方法,治疗效果与 PFMT 相当;或联合PFMT 应用,效果更好。对于非手术治疗效果不佳或不能坚持、不能耐受的患者,以及中重度 POP 或SUI 等严重影响生活质量的患者,可依据实际情况

选择手术治疗。不论采取何种治疗方案,由于患者的盆底结构存在先天差异,且后天损伤程度及个人学习能力也各不相同,故目前暂无统一的治疗标准和固定模式,常需结合患者诊断结果及治疗效果来调整、优化治疗方案,达到个体化精准治疗的目的。

在现有的评估方法中,盆底超声因其无创性、重复性好、无放射性和经济实惠等优点而日益受到重视。该方法采用经会阴的独特视窗,可以避免骨骼及肠道气体的干扰,对盆腔脏器的位置甚至功能进行评估。如二维超声可观察盆底矢状切面;实时三维超声则可以获得盆底轴平面图像,对肛提肌及肛提肌裂孔进行观察;还可以利用断层成像技术对肛提肌及肛门括约肌的损伤情况进行判断,弥补二维超声的不足,为盆底解剖成像提供更为全面的信息。盆底超声检查技术既可用于产后盆底功能障碍性疾病的筛查及诊断,又可用于治疗效果评价。

产后盆底功能障碍性疾病的超声筛查

如本书第九章所述,产后女性盆底功能障碍性疾病的发生与母胎因素和分娩方式息息相关。欧洲泌尿协会(European Association of Urology,EAU)将详细的病史询问列为尿失禁诊疗过程中的 A 级证据,产后女性的 FPFD 的超声筛查也应结合病史,根据产前、产时等相关危险因素而开展有针对性的筛查。

研究表明,妊娠期尿失禁病史是产后女性出现压力性尿失禁的独立危险因素,有孕期泌尿系统疾病病史的产妇应着重观察其尿道及膀胱的情况。膀胱尿道的高活动性是引起压力性尿失禁最为常见的

病因,其次是尿道括约肌功能障碍。经会阴盆底超声不仅可定性观察不同状态尤其是 Valsalva 状态下膀胱、尿道的移动度及尿道内口的关闭情况,还可定量评估膀胱颈移动度、尿道旋转角、膀胱尿道后角等提示膀胱尿道高活动性的指标,进而对产后 SUI 做出早期诊断。

文献表明妊娠次数增多与产后盆腔器官脱垂相关;相较于择期剖宫产,经阴道分娩女性更容易出现 POP;较大的胎儿头围、体重以及孕期体重的过度增加也是 POP 的危险因素。有相关病史的女性进行产后盆底超声筛查时应注意前、中、后腔室的器官脱垂情况。

除盆腔器官位置的变化,盆底肌肉的损伤也是产后盆底功能障碍性疾病筛查的重要部分。肛提肌起承托盆底的作用,支持盆腔器官保持在正常位置,研究表明产后肛提肌裂孔的增大与远期盆腔器官脱垂的发生相关。此外,肛提肌还参与控尿及控粪功能,肛门括约肌则主要与控粪功能相关,两组肌肉损伤将引起尿失禁及粪失禁等症状。器械助产是肛提肌损伤的危险因素,研究表明,相较于正常阴道分娩时 15.4% 的肛提肌损伤,使用胎头吸引助产时肛提肌损伤概率上升为 33.3%,而产钳助产更是增至 71.4%。研究表明,使用产钳助产时,右侧肛提肌更易出现断裂。因此,针对有器械助产病史的女性,盆底超声筛查应着重于观察肛提肌的完整性,并对肛提肌撕脱做出诊断。

会阴裂伤累及肛门括约肌为Ⅲ度,累及肛管黏膜为Ⅳ度,出现肛门括约肌断裂时,应同时询问其是否伴有控气、控粪功能的异常。既往研究表明,会阴侧切有助于保护会阴,避免严重的会阴裂伤,但对于存在急产病史的患者可能来不及实行有效的会阴保护,而导致较为严重的会阴裂伤。因此,对于有上述分娩史的患者,应用盆底超声进行检查时,尤其应注意观察其肛门括约肌损伤的情况。根据括约肌断裂的层数、层间距以及每一层断裂的角度,可对肛门内、外括约肌的损伤情况做出定量评估。

总之,应用盆底超声不仅可对产后女性盆底功能障碍性疾病进行早期筛查,还可对分娩后的肛提肌、肛门括约肌、会阴体、阴道壁损伤情况进行观察,并对肛提肌裂孔形态、大小的改变及阴道形态学改变等进行判断,评估不同分娩方式对盆底结构及产后盆底肌肉收缩功能的影响,为研究和诊治产后盆底功能障碍性疾病提供客观依据。

（一）产后女性压力性尿失禁的超声筛查

病史:28 岁,G_2P_1,顺产,新生儿出生体重2.5kg,会阴Ⅰ度裂伤。诉产后咳嗽时漏尿,孕期有漏尿史(图 10-1~ 图 10-4)。

（二）产后女性 POP 的超声筛查

病史:34 岁,家庭主妇,G_4P_4,均顺产,新生儿体重分别为 4.2kg、3.95kg、3kg、3.8kg,第一胎会阴Ⅱ度裂伤,第二胎会阴Ⅰ度裂伤,余两胎无裂伤。诉阴道内肿物感,下腹坠涨感(图 10-5,图 10-6)。

（三）产后女性肛提肌断裂的超声筛查

病史:26 岁,G_1P_1,产钳助产,第二产程延长,新生儿出生体重 4kg,会阴侧切。产后无明显不适,盆底肌力检查测定Ⅰ类及Ⅱ类肌纤维肌力均为 5 级(0~5 级,0 级最低,5 级最高),见图 10-7 和图 10-8。

（四）产后女性肛门括约肌断裂的超声筛查

病史:29 岁,G_1P_1,急产,第二产程约 10 分钟,新生儿出生体重 3.1kg,会阴Ⅳ度裂伤,诉产后粪失禁。流质饮食 1 周后行盆底超声检查(图 10-9)。

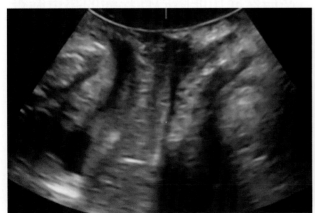
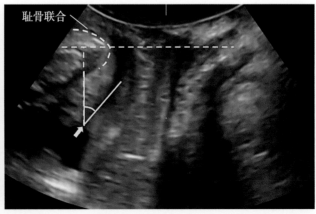

图 10-1　静息状态,膀胱颈(箭头)位于参考线上 26mm,尿道倾斜角为 45°

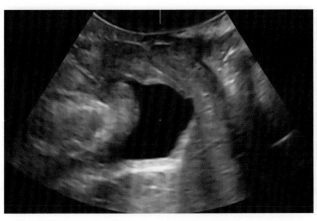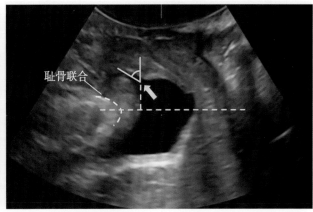

图 10-2 最大 Valsalva 动作,膀胱膨出,膀胱颈(箭头)位于参考线下 8mm,尿道倾斜角为 64°。通过图 10-1 及图 10-2 计算可得,膀胱颈移动度为 34mm,尿道旋转角为 109°

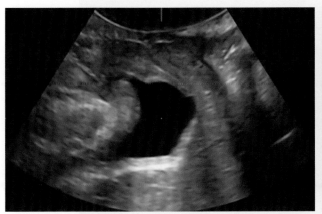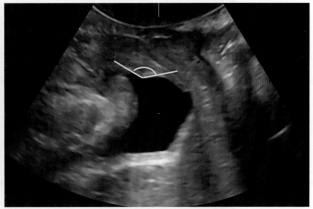

图 10-3 最大 Valsalva 动作,膀胱尿道后角(黄色实线)为 141°

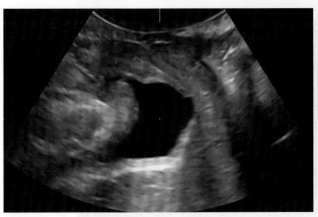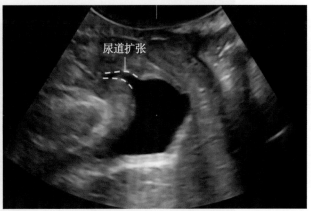

图 10-4 最大 Valsalva 动作,尿道内口漏斗形成,尿道扩张

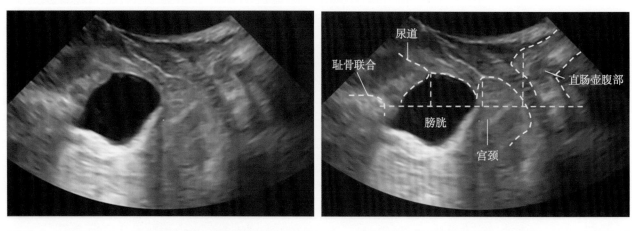

图 10-5　最大 Valsalva 动作,膀胱膨出,膀胱颈位于参考线下 11mm,子宫脱垂,宫颈最低点位于参考线下 10mm,会阴体过度运动,直肠壶腹部位于参考线下 21mm

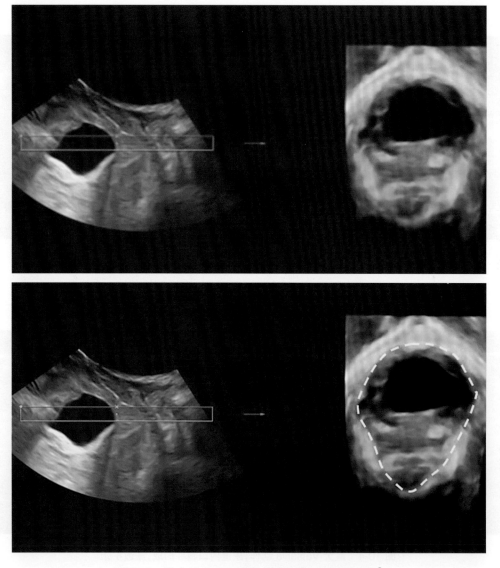

图 10-6　最大 Valsalva 动作,肛提肌裂孔面积 33cm²

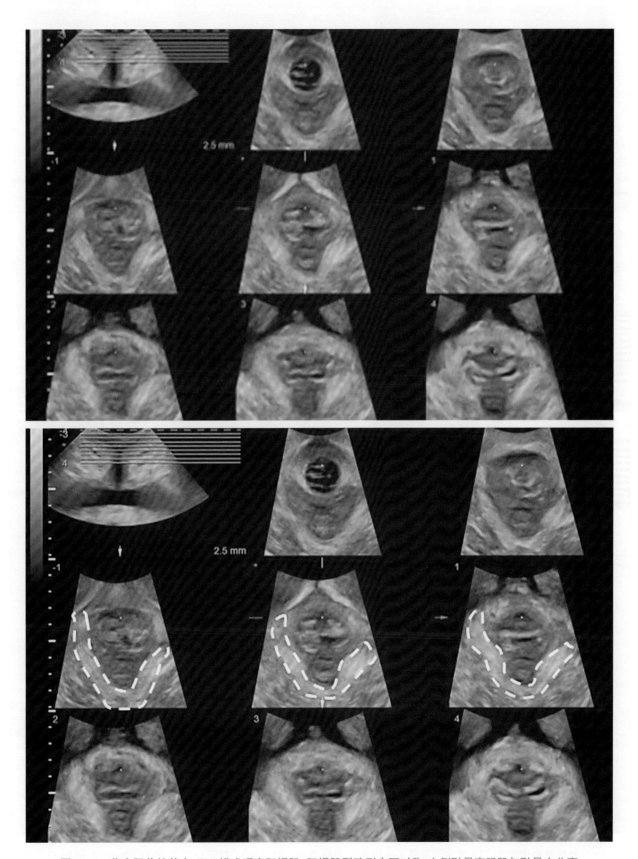

图 10-7　盆底肌收缩状态，TUI 模式观察肛提肌，肛提肌裂孔形态不对称，左侧耻骨直肠肌与耻骨支分离

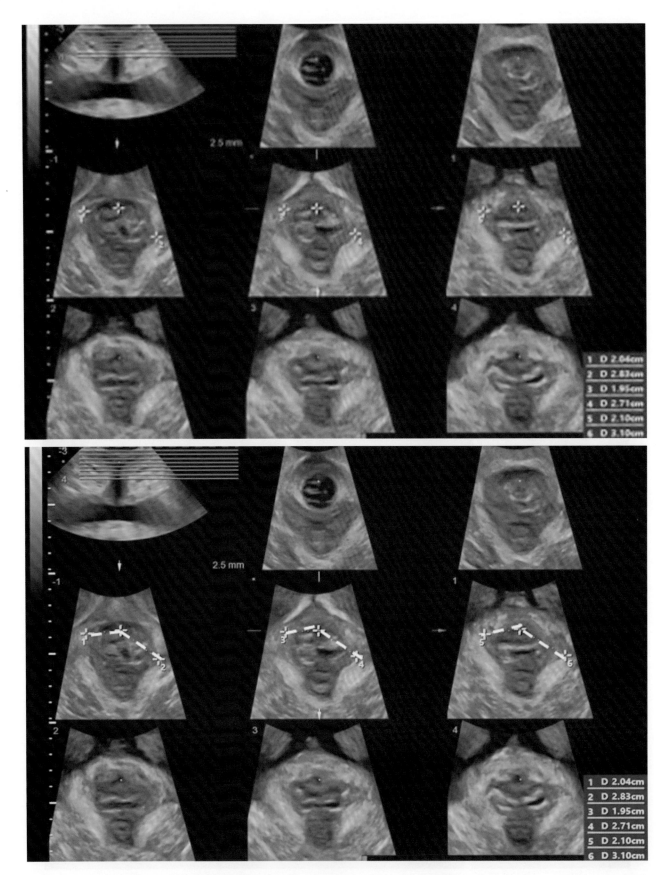

图10-8 盆底肌收缩状态,TUI模式测量第4~6幅图肛提肌尿道间隙(LUG),右侧LUG均数为20mm,左侧LUG平均为29mm,左侧LUG较右侧明显增大

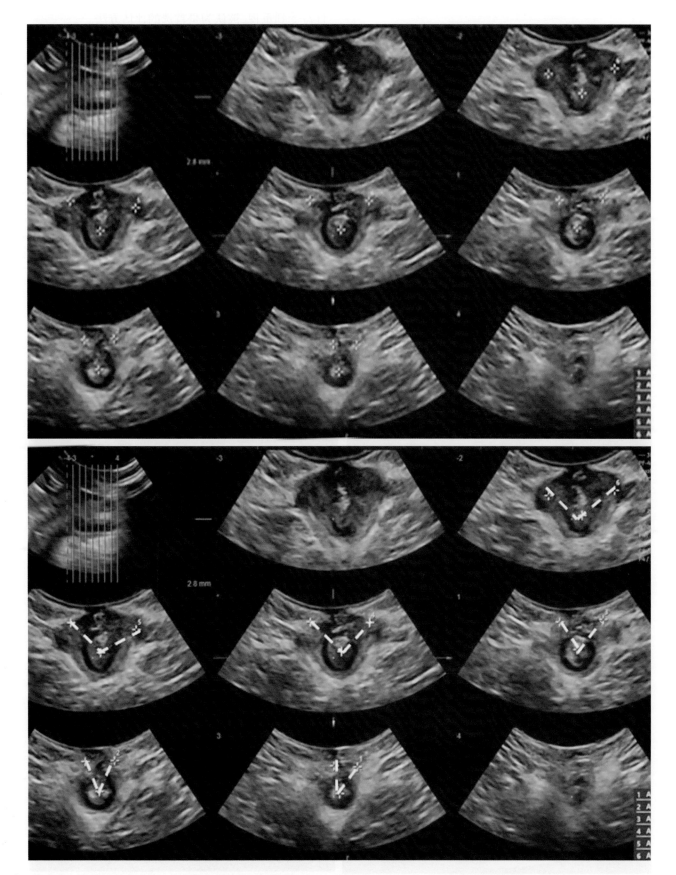

图 10-9　盆底肌收缩状态，TUI 模式观察肛门括约肌，第 3~8 幅图像上肛门内、外括约肌连续性中断，断裂角度均大于 30°，黏膜未向断端聚集，为肛门内外括约肌完全断裂

第三节

超声在产后盆底功能障碍性疾病治疗效果评价中的应用

一、盆底康复治疗效果的超声评价

产后早期 FPFD 主要以轻度尿失禁为主,早期进行盆底康复治疗疗效较为显著。产后康复治疗倡导个性化治疗方案,能够评估疗效的方法虽多,但均有一定的局限性。目前,多以临床症状的改善、盆底肌力测试、尿垫试验等为依据。其中临床症状以患者主诉为主,主观性强,缺乏客观依据;盆底肌肌力测试主要针对肌肉力量及激活情况进行评估,无法判断盆腔脏器的解剖位置及功能变化情况;尿垫试验检查方法繁琐,临床难于推广使用,并且对于无尿失禁的患者亦不能使用该方法进行评估。而采用影像学方法尤其是超声检查对康复治疗效果进行评价日益受到重视,被认为是首选的评估方法。

盆底超声检查,不仅可在患者康复治疗前对其盆底情况进行筛查和评估,为临床医生根据具体情况选择合适的治疗方案提供参考;还可在康复治疗后对其盆底的改善情况进行评价,为临床医生及时调整治疗方案提供客观依据。如利用二维超声在正中矢状切面观察,根据静息状态及最大 Valsalva 状态下膀胱颈、膀胱、子宫及直肠等位置的变化情况,对膀胱颈下移程度、尿道旋转及各脏器脱垂程度进行治疗前后的评估;还可对治疗后患者在最大 Valsalva 状态下膀胱尿道后角、尿道内口是否开放进行判断。利用实时三维超声在轴平面观察,根据最大 Valsalva 动作下肛提肌裂孔形态及面积在治疗前后的变化对治疗效果进行判断;也可根据收缩状态下肛提肌应变率的改善对治疗效果做出进一步分析。综上所述,超声在评价盆底康复治疗后的效果方面具有一定临床价值,值得推广应用。

(一)产后妇女压力性尿失禁治疗效果的评估

1. 盆底康复治疗前声像图 见图 10-10~图 10-14。

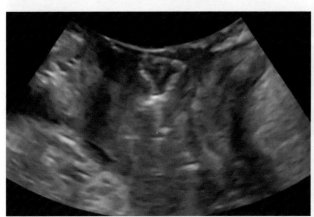
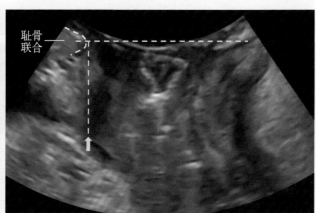

图 10-10 静息状态下,膀胱颈(箭头)位于参考线上 24mm

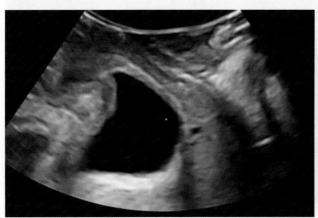
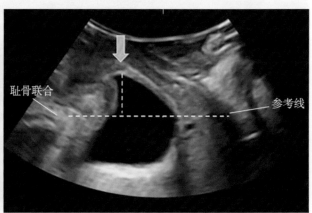

图 10-11 在最大 Valsalva 状态,膀胱膨出,膀胱颈(箭头)位于参考线下 13mm。通过图 10-10 和图 10-11 可知,膀胱颈移动度为 37mm

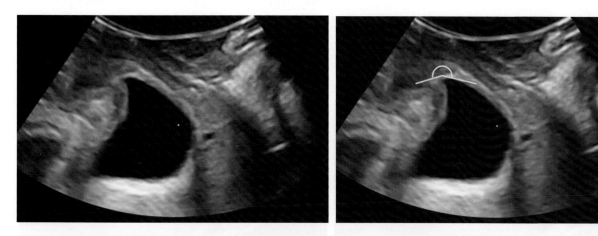

图 10-12　最大 Valsalva 动作时正中矢状切面,膀胱尿道后角(黄色实线)为 204°

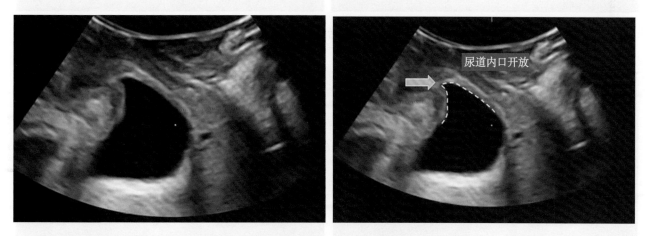

图 10-13　最大 Valsalva 动作,尿道内口开放呈小漏斗形(箭头)

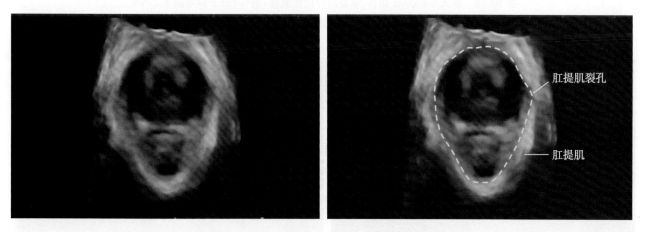

图 10-14　最大 Valsalva 动作,肛提肌裂孔面积 28cm²

2. 盆底康复治疗后声像图　见图 10-15~ 图 10-19。

3. 小结　患者治疗前,盆底超声检查提示:膀胱膨出,尿道内口开放呈漏斗形,膀胱颈移动度增大,膀胱尿道后角开放,肛提肌裂孔扩张。接受一个疗程盆底康复治疗后,自觉症状明显改善,复查盆底超声提示:膀胱膨出较治疗前好转,尿道内口关闭,膀胱颈移动度、膀胱尿道后角和肛提肌裂孔面积均较治疗前减小。盆底超声声像图及测量结果提示康复治疗有效。

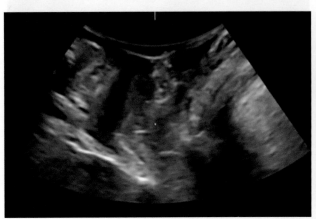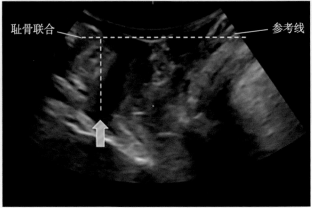

图 10-15　静息状态下,康复治疗后膀胱颈(箭头)位于参考线上 28mm

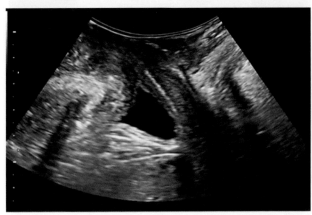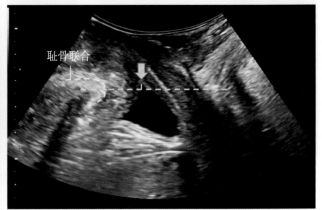

图 10-16　最大 Valsalva 动作,康复治疗后膀胱颈(箭头)位于参考线下 2mm

通过图 10-15 和图 10-16,计算膀胱颈移动度:28mm+2mm=30mm

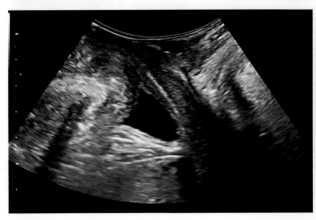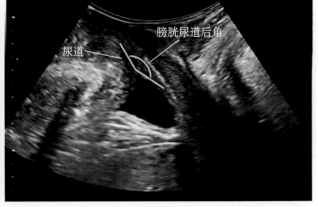

图 10-17　最大 Valsalva 动作,康复治疗后膀胱尿道后角(黄色实线)为 164°

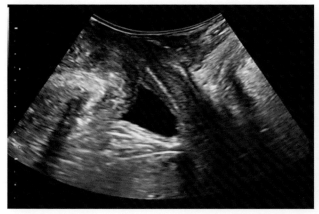
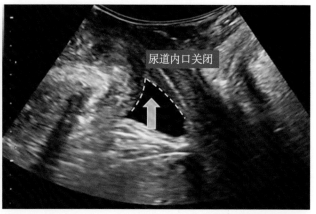

尿道内口关闭

图 10-18　最大 Valsalva 动作,康复治疗后尿道内口关闭(箭头)

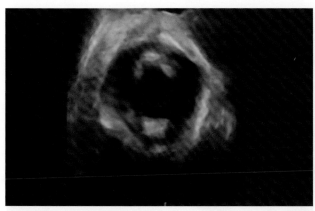
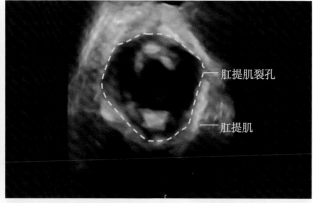

肛提肌裂孔

肛提肌

图 10-19　最大 Valsalva 动作,康复治疗后肛提肌裂孔面积 21cm²

（二）产后盆腔脏器脱垂治疗效果的评估

1. 盆底康复治疗前声像图　见图 10-20,图 10-21。

2. 盆底康复治疗后声像图　见图 10-22,图 10-23。

3. 小结　患者治疗前,盆底超声提示直肠膨出。治疗结束后,复查盆底超声,未见直肠膨出,膀胱下降幅度减小。超声结果提示盆底康复治疗有效。

（三）康复治疗无效患者的超声评估

1. 盆底康复治疗前声像图　见图 10-24,图 10-25。

2. 盆底康复治疗后声像图　见图 10-26,图 10-27。

3. 小结　治疗前,未见膀胱膨出和子宫脱垂;治疗后,出现膀胱膨出和子宫脱垂。结果提示盆底康复治疗无效,患者出现脏器脱垂,建议调整治疗方案。

二、盆底手术治疗效果的超声评价

盆底康复是产后盆底功能障碍性疾病的首选治疗方法,并已得到业界认可。尽管也有少量研究表明,SUI 手术的主观治愈率、客观治愈率、成本 - 效益均较盆底康复治疗更为有利,但对于产后妇女而言,真正需要手术治疗的患者并不多见。对于中重度脏器脱垂或尿失禁、康复治疗无效或不愿接受康复治疗的患者,可选择手术治疗,而恢复盆腔器官的解剖及功能、改善患者症状是手术治疗的主要目的。

目前,FPFD 的手术治疗方法较多,如阴道前壁和(或)后壁修补术、中盆腔悬吊术(如骶骨固定术、骶棘韧带固定术、子宫骶骨韧带悬吊术)、经阴道植入网片的盆底重建手术,抗尿失禁的经耻骨后阴道无张力尿道中段悬吊带术(tension free vaginal tape procedure,TVT)、经闭孔阴道无张力尿道中段悬吊带术(transobturator tension free vaginal tape,TVT-O)等。不管采取何种治疗方法,据文献报道,手术治疗盆底功能障碍性疾病的再手术率可高达 17%;而盆腔植入材料手术后吊带或补片形态及位置的观察,术后并发症如出血及血肿、网片移位、网片侵蚀等,均提示及时评估患者手术疗效的必要性。因此,选择合适的检查方法对治疗效果进行评价,并判断是否实现手术预期目标非常重要。

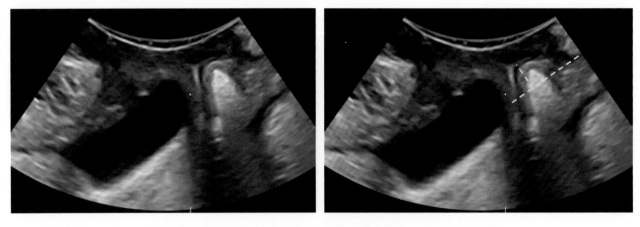

图 10-20　最大 Valsalva 动作,直肠膨出,膨出高度为 7mm(黄色虚线)

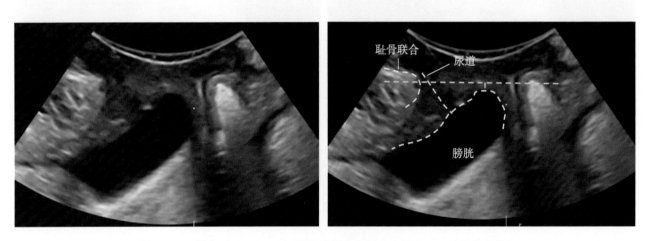

图 10-21　最大 Valsalva 动作,膀胱最低点位于参考线上 2mm(黄色虚线)

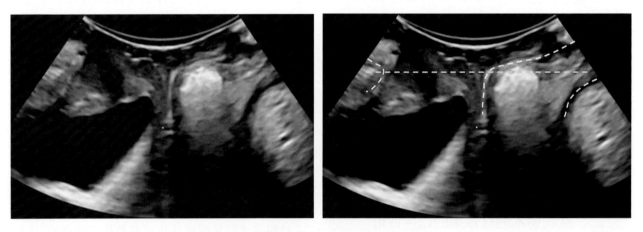

图 10-22　最大 Valsalva 动作,未见直肠膨出

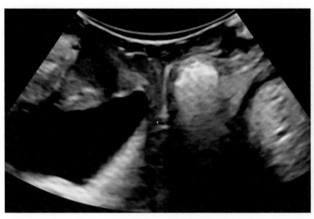
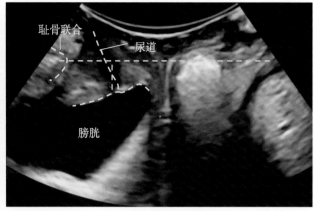

图 10-23　最大 Valsalva 动作,膀胱最低点位于参考线上 8mm(黄色虚线)

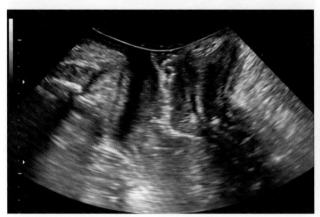
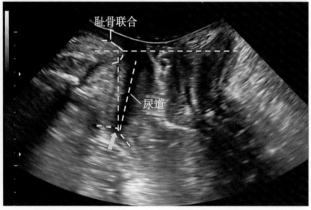

图 10-24　静息状态,膀胱颈(箭头)位于参考线上 28mm

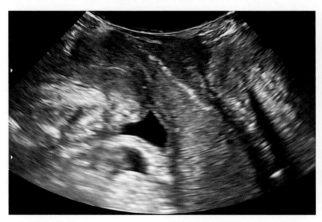
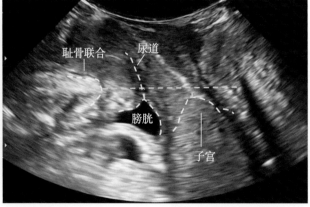

图 10-25　最大 Valsalva 动作,未见膀胱膨出及子宫脱垂,膀胱位于参考线上 3mm(黄色虚线),子宫位于参考线上 2mm(黄色虚线)

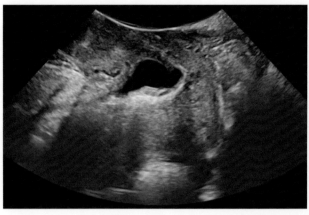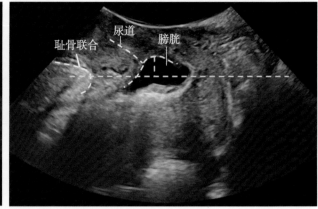

图 10-26 最大 Valsalva 动作,膀胱膨出,膀胱位于参考线下 6mm(黄色虚线)

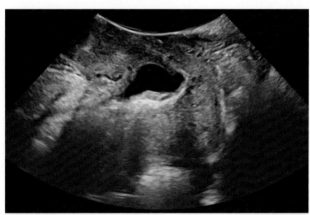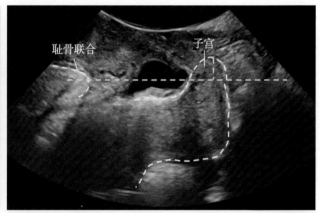

图 10-27 最大 Valsalva 动作,子宫脱垂,子宫位于参考线下 6mm(黄色虚线)

相对于主观症状改善、体格检查、MRI 和尿流动力学等评估手段,盆底超声具有客观、经济简便等优点。盆底超声不仅可用于术前患者盆底情况的评估,如器官脱垂程度、SUI 严重程度及肛提肌损伤等,为手术方案的制订及选择提供影像学依据;还可在术后客观评估治疗效果,包括脱垂器官位置功能的恢复情况、吊带及网片的位置和形态学改变以及移动情况等,以指导植入材料位置的调整及并发症的处理。

利用二维超声进行检查,在正中矢状面静息及 Valsalva 状态下观察吊带,声像图表现为中段尿道后方的短线状高回声,一方面可测量两种状态下吊带与耻骨联合间的距离,观察是否有吊带压迫使尿道呈折角状及尿潴留的情况;另一方面可观察是否有膀胱膨出,尿道内口漏斗形成及膀胱尿道后角开放等;还可观察有无吊带移位、断裂、术后血肿等并发症。而网片,在静息及 Valsalva 状态下则表现为阴道前壁或后壁的条带状高回声;此时可观察盆腔

器官的位置以及网片与目标器官的相对位置;观察有无网片暴露、移位、挛缩和术后血肿等并发症。

利用实时三维超声的矢状面、冠状面及轴平面等对吊带及网片进行观察:TVT 手术后的患者,静息状态轴平面可见吊带为位于尿道后方的“U”形或“C”形条带状高回声;Valsalva 状态呈“C”形或“一”形。而 TVT-O 手术后的患者,静息状态可见吊带在轴平面表现为位于尿道后方的浅弧形条带状高回声,Valsalva 状态呈“C”形。网片在静息和 Valsalva 状态下,矢状面表现为阴道前壁或后壁的条带状高回声,冠状面呈片状高回声。

TVT-O 手术前后超声表现

病史:患者产后 1 年出现阴道前壁脱垂,充溢性漏尿 3 年余。TVT-O 手术前后图像比较分析

1. TVT-O 手术前盆底超声图像 见图 10-28~图 10-30。

2. TVT-O 手术治疗后盆底超声图像 见图 10-31~图 10-33。

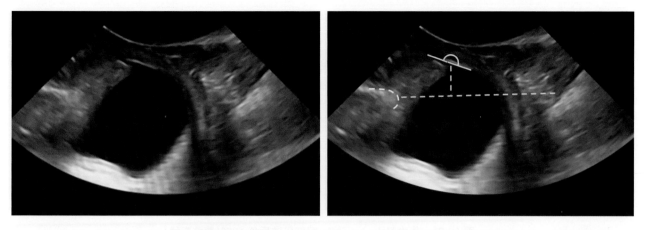

图 10-28　最大 Valsalva 动作,膀胱膨出,膀胱位于参考线下 12mm(黄色虚线),膀胱尿道后角 180°　(黄色实线)

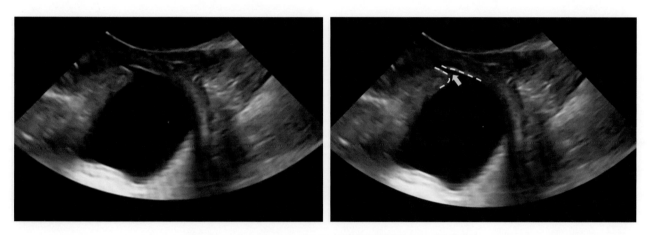

图 10-29　最大 Valsalva 动作,尿道内口小漏斗形成(箭头)

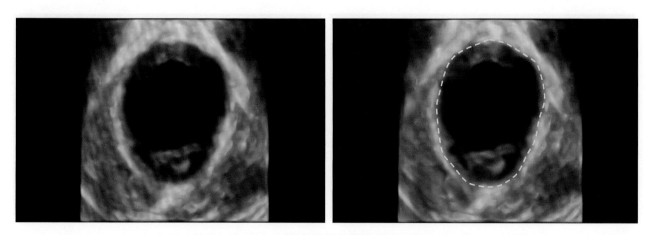

图 10-30　最大 Valsalva 动作,肛提肌裂孔面积 34cm²

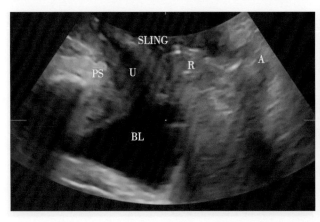
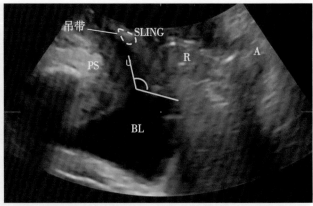

图 10-31　最大 Valsalva 动作,膀胱尿道后角 135°(黄色实线)

PS:耻骨联合;U:尿道;BL:膀胱;SLING:吊带;R:直肠壶腹部;A:肛管

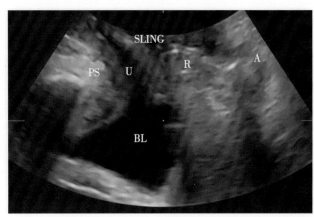
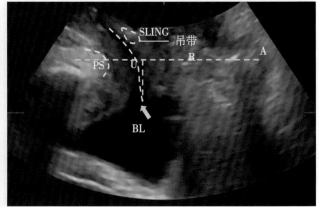

图 10-32　最大 Valsalva 动作,无膀胱膨出,膀胱位于参考线上 9mm(黄色虚线),尿道内口关闭(箭头)

PS:耻骨联合;U:尿道;BL:膀胱;SLING:吊带;R:直肠壶腹部;A:肛管

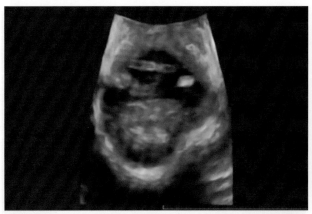
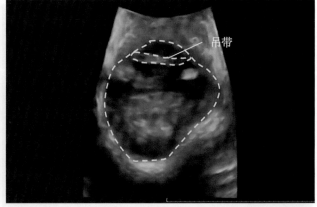

图 10-33　最大 Valsalva 动作,吊带位置正常(黄色虚线),肛提肌裂孔面积 19cm²

3．小结　患者手术治疗前，盆底超声结果提示：膀胱膨出，尿道内口漏斗形成，膀胱尿道后角开放，肛提肌裂孔扩张。患者接受 TVT-O 手术治疗后，盆底超声结果提示：无膀胱膨出，尿道内口关闭，膀胱尿道后角完整，吊带位置正常，肛提肌裂孔无扩张。盆底超声的检查结果显示 TVT-O 手术治疗有效。

（黄淑卿　王巧缘　陈　莹　张新玲）

参考文献

1. DWYER PL. Female pelvic floor dysfunction and estrogen therapy. Climacteric, 2001, 4 (3): 179-180.

2. 王小榕, 王鹏, 翟桂荣, 等. 不同产科因素对产后尿失禁的影响. 哈尔滨医科大学学报, 2006, 40 (3): 236-239.

3. 朱兰, 郎景和, 刘春燕, 等. 我国成年女性尿失禁患病状况的流行病学研究. 中华妇产科杂志, 2009, 44 (10): 776-779.

4. Tunn R, DeLancey JO, Howard D, et al. MR imaging of levator ani muscle recovery following vaginal delivery. Int Urogynecol J Pelvic Floor Dysfunct, 1999, 10 (5): 300-307.

5. Dietz H. Ultrasound imaging of the pelvic floor. Part I: two-dimensional aspects. Ultrasound Obstet Gynecol, 2004, 23 (1): 80-92.

6. Shek KL, Dietz H. Pelvic floor ultrasonography: An update. Minerva Ginecol, 2013, 65 (1): 1-20.

7. Dietz H. The Role of Two-and Three-Dimensional Dynamic Ultrasonography in Pelvic Organ Prolapse. J Minim Invasive Gynecol, 2010, 17 (3): 282-294.

8. Dietz, H. Pelvic floor ultrasound in prolapse: what's in it for the surgeon? Int Urogynecol J, 2011, 22 (10): 1221-1232.

9. 朱兰. 压力性尿失禁盆底肌肉康复治疗及个体化方案. 中国实用妇科与产科杂志, 2008, (08): 575-576.

10. 毛永江, 武佳薇, 张辉, 等. 首次分娩女性产后 6~8 周盆底超声检查分析. 中国全科医学, 2017, 27 : 1-5.

11. 黄淑卿, 张新玲, 郑志娟, 等. 盆底超声在产后早期压力性尿失禁中的应用. 中国超声医学杂志, 2015, (05): 433-435.

12. 黄泽萍, 徐净, 毛永江, 等. 经会阴实时三维超声评估不同分娩方式对产后女性前腔室结构的影响：附视频. 中华腔镜泌尿外科杂志 (电子版), 2014, 8 (05): 329-333.

13. 曹君妍, 毛永江, 郑志娟, 等. 超声评估产后女性前腔室结构的变化. 中华腔镜泌尿外科杂志 (电子版), 2015, (03): 1910-202.

14. 黄淑卿, 张新玲, 吴静. 盆底超声在产后康复疗效评估中的应用. 影像诊断与介入放射学, 2015, (02): 1310-141.

15. 朱兰. 女性盆底手术精要与并发症. 北京：京大学医学出版社, 2012.

16. 刘新民. 妇产科手术学. 第 3 版. 北京：人民卫生出版社, 2003.

17. 郭杨, 公苓苓, 孙浩, 等. 女性盆腔脏器脱垂不同手术方式的临床分析. 中国妇幼保健, 2015, 30 (8): 1261-1264.

18. 肖建萍, 姚丽艳. Prolift 生物网片材料盆底重建与传统手术治疗盆底功能障碍的 Meta 分析. 中国组织工程研究, 2014, 13 (12): 1147-1150.

19. 范雪梅, 徐惠成. 生物补片在盆底重建手术中的应用. 中国微创外科杂志, 2013, 18 (43): 7039-7046.

20. Collinet P, Belot F, Debodinance P. Transvaginal mesh technique for pelvic organ prolapse repair: mesh exposure management and risk factors. Int Urogynecol J Pelvic Floor Dysfunct, 2006, 17 (4): 315-320.

21. Lo TS. One-year outcome of concurrent anterior and posterior transvaginal mesh surgery for treatment of advanced urogenital prolapse: case series. J Minim Invasive Gynecol, 2010, 17 (4): 473-479.

22. 史本康, 周尊林, 张东青, 等. 经阴道无张力悬吊术治疗女性压力性尿失禁及并发症防治. 中华泌尿外科杂志, 2005, 26 (11): 772-775.

23. Liapis A, Bakas P, Giner M. Tension-free vaginal tape versus tension-free vaginal tape obturator in women with stress urinary Incontinence. Gynecol Obstet Invest, 2006, 62 (3): 160-164.

24. Tartaglia E, Delicato G, Baffigo G. Third-generation tension-freetape for female stress urinary incontinence. J Urol, 2009, 182 (2): 612-615.

25. Waltregny D, Gaspar Y, Reul O. TVT-O for the treatment of female stress urinary incontinence: results of a prospective study after a 3-year minimum follow-up. Eur Urol, 2008, 53 (2): 401-408.

26. 樊伯珍, 夏红, 陈信良, 等. 经阴道尿道中段补片悬吊术治疗压力性尿失禁的临床观察. 中华妇产科杂志, 2005, 40 (8): 525-527.

第十一章

腹直肌分离的超声检查

在妊娠过程中,随着胎儿的增大和母体激素的改变,腹盆腔的肌肉、筋膜等结构会随之发生一系列的转变。自妊娠的中晚期起腹壁肌肉可以出现向两侧分离的现象,至产后半年尚不能恢复者称为腹直肌分离。腹直肌分离可以简单理解为腹白线的松弛。据文献统计,该病的发生率约为34.9%~59%。

腹壁肌层包括腹外斜肌、腹内斜肌、腹直肌和腹横肌,其共同作用为屈曲脊柱、紧张腹壁和压缩内脏。腹直肌鞘包括前层和后层,两者在中线处融合构成腹白线,后层于脐下4~5cm处缺如,形成弓状线。弓状线以上的腹直肌鞘前层由腹外斜肌和腹内斜肌腱膜组成,后层由腹内斜肌和腹横肌腱膜组成。腹直肌鞘的后层在弓状线以下缺如,腹直肌直接与腹横筋膜相贴合,前层则由腹外斜肌、腹内斜肌和腹横肌的腱膜共同组成(图11-1,图11-2)。因此,腹直肌间距即腹白线的宽度实际上代表了腹肌作为一个整体的分离情况。

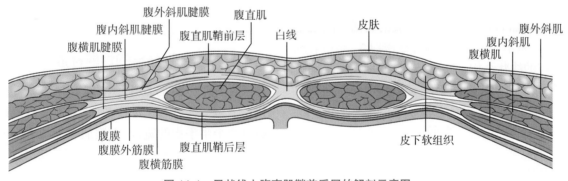

图 11-1　弓状线上腹直肌鞘前后层的解剖示意图

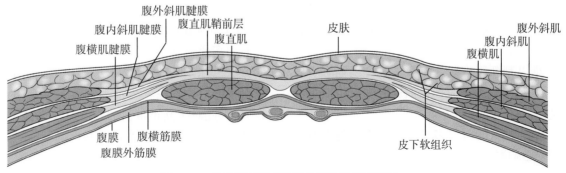

图 11-2　弓状线下腹直肌鞘前层的解剖示意图

研究认为,腹部肌层、盆底肌和盆底筋膜的相互协调作用有助于维持腹盆腔的动态和静态平衡,其中任一因素的改变都会导致整体的功能障碍。腹直肌分离可能会影响躯干的稳定性和机动性,引起患者腰背部疼痛、形体改变、骨盆不稳定,严重者甚至可以导致盆底功能障碍和疝气。

可能导致腹直肌分离的危险因素,包括高龄产妇、体重指数(BMI)较高的孕妇、多胎妊娠史、高体重胎儿、孕期体重增加过多以及产前缺乏锻炼。需要注意的是,研究显示剖宫产本身并不会导致腹直肌分离。

一、超声测量腹直肌间距的方法

(一)患者体位

嘱患者平躺于检查床,头部置于薄枕上,自剑突至耻骨联合充分暴露腹部,注意保暖。

(二)探头选择

选取高频线阵探头,探头频率 4~12mHz,如遇肥胖患者可以选用低频探头进行测量。

(三)测量方法

腹部正中横切显示皮下软组织深层双侧对称的梭形低回声结构即为腹直肌的肌腹,自剑突向下扫查可见腹直肌沿腹部前方纵向伸展,起自剑突及第 5~7 肋软骨,止于耻骨。腹直肌包裹在由腹外斜肌、腹内斜肌和腹横肌腱膜所形成的高回声的肌鞘内,前后层肌鞘在中线处汇合形成腹白线,超声表现为高回声的线状结构。测量双侧腹直肌内缘之间腹白线的宽度即为腹直肌间距,记录数据并存储图像(图 11-3)。

(四)测量时的注意事项

1. 测量腹直肌鞘的前层　因为腹直肌鞘的后层在弓状线以下缺如,超声难以辨认肌肉的边界,因此应统一测量前层的宽度。

2. 多点测量　腹直肌分离可以分为脐部分离、脐上部分离、脐下部分离和全部分离四种类型,全面的评估分离情况需要多点测量,可以自剑突至耻骨联合选取 3~6 个点进行测量。

3. 难以判断腹直肌内侧边缘时可以嘱患者做半仰卧起坐姿势,当腹直肌的肌腹收缩时可以更清晰地显示出腹直肌鞘的边界。

4. 脐部测量时可以多涂布一些耦合剂以避免气体干扰影响测量结果。

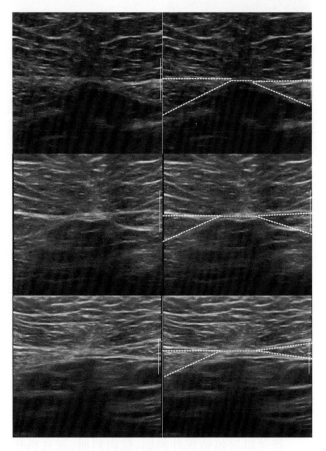

图 11-3　超声测量腹直肌间距的示意图

自上而下分别为脐下方 3cm、脐部和脐上方 3cm 处。白线指示的区域为双侧腹直肌,黄线表示腹直肌间距

二、腹直肌分离的诊断标准

腹直肌分离的临床诊断标准是指患者在屈膝状态下做半仰卧起坐的姿势时,双侧腹直肌的间距超过两个半手指的宽度,在腹肌收缩状态下该间距不能缩小。此外还可以使用卡尺测量法、超声检查、CT 以及 MR 检查来诊断。临床触诊法使用方便,是目前最为常用的诊断手段,然而由于检查者手指的宽度不一导致测量的主观性较强,而且患者的皮下脂肪层厚度以及运动方式都会影响测量结果的准确性。CT 和 MR 因成本高昂并不被临床医生所接受。已有很多研究证实,超声是测量腹直肌间距最准确的方法,其结果与临床触诊法、术中卡尺测量法的结果有很好的一致性。然而,腹直肌间距受 BMI 影响较大,因此对于其正常值的界定以及腹直肌分离的诊断标准,目前国内外尚缺乏共识。

（一）腹直肌间距的正常值

诊断腹直肌分离时，需要明确腹直肌间距宽度的正常值。2009年，瑞士的Beer等测量了150名未生育女性的腹直肌间距，结果显示在脐部腹直肌间距的宽度为7mm±5mm，脐上3cm处宽度为17mm±3mm，脐下2cm处宽度为8mm±6mm。研究小组采用第90百分位数作为腹直肌间距的正常值，即脐部宽度小于15mm，脐上3cm处宽度小于22mm和脐下2cm处宽度小于16mm可以认为是未分离的腹直肌。

2011年中国台湾的Liaw等测量了20名健康未生育女性的腹直肌间距，结果显示在肚脐上缘腹直肌间距的宽度为0.99cm±0.31cm，肚脐下缘腹直肌间距的宽度为0.65cm±0.23cm，脐上2.5cm处腹直肌间距的宽度为0.85cm±0.26cm，脐下2.5cm处腹直肌间距的宽度为0.43cm±0.17cm。

笔者所在研究中心测量了100名未生育健康女性的腹直肌间距，结果显示在脐部腹直肌间距的正常值范围为12.08mm±6.22mm，脐上3cm处宽度为6.20mm±5.58mm，脐下3cm处宽度为0.85mm±1.31mm。

（二）腹直肌分离的超声诊断标准

由于中外女性体形差异较大导致腹直肌间距的正常值测量结果不一致，因此诊断腹直肌分离的超声标准也尚无定论。Coldron及Liaw等采取脐部腹直肌间距大于2.2~2.3cm作为诊断标准；而2015年由Mota等发表的最新的一篇研究则采用脐下方2cm处腹直肌间距大于1.6cm作为诊断标准。笔者所在研究中心采用腹直肌间距正常值的第90百分位数作为诊断界值，即脐部宽度大于20mm、脐上3cm处宽度大于14mm或脐下3cm处宽度大于2mm可以诊断为腹直肌分离（图11-4），并据此进一步分为脐上分离型、脐下分离型、脐部分离型和全部分离型。

三、可能遇见的特殊情况

（一）腹白线疝

腹白线疝属于腹壁疝的一种，是由于腹白线腱膜松弛所致，本身并不是真性疝气，故而不易导致绞窄。研究显示，脐上部的腹白线较宽，脐下部的腹白线狭窄而坚硬，因此疝气好发于脐上，且大部分发生于脐与剑突之间。

超声表现：横切面扫查可见腹直肌回声清晰，

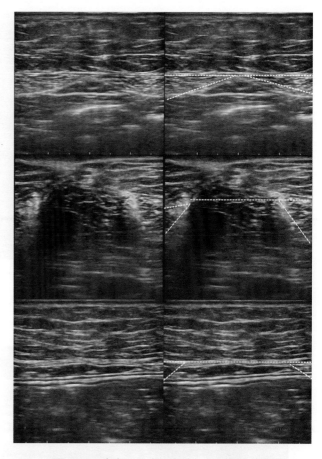

图11-4 腹直肌分离患者的超声测量示意图

自上而下分别为脐下方3cm、脐部和脐上方3cm处。白线指示的区域为双侧腹直肌，黄线表示腹直肌间距

腹白线区可见缺损，腹内低回声外凸，呈"蘑菇形"；纵切面扫查可见腹壁缺损，嘱患者做增加腹压运动时可见腹腔内容物向腹壁浅层突出（图11-5）。

（二）腹壁切口子宫内膜异位症

腹壁切口子宫内膜异位症可以种植在腹壁各层内，临床表现为局部肿块在月经前、月经期疼痛，月经后缓解，可有触痛感。

超声表现：腹壁切口处低回声肿块，形态不规则，与周围组织分界欠清；内部回声不均匀，可见不规则无回声或斑片状稍强回声，部分后方回声衰减。CDFI：部分肿块内部及周边可见点状、短条状血流信号（图11-6）。

四、腹直肌分离与盆底功能障碍的关系

腹壁肌层、盆底肌肉和筋膜相互协调作用以维持整体腹盆腔的静态和动态平衡。在妊娠过程中母体发生一系列改变导致的结缔组织薄弱，可以造成腹直肌分离和盆底功能障碍，然而两者的关系目前

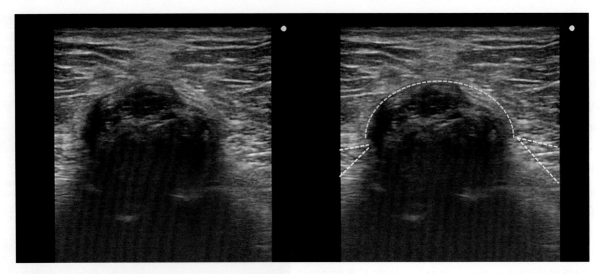

图 11-5　腹白线疝

白线指示的区域为双侧腹直肌,黄色弧线表示向腹壁浅层呈"蘑菇形"隆起的腹腔内容物

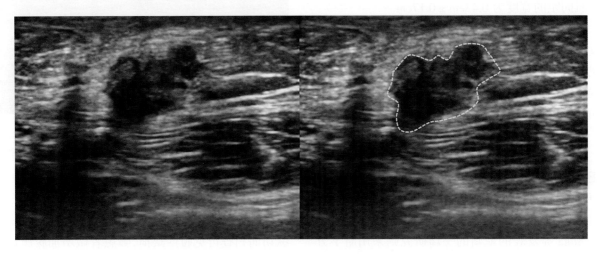

图 11-6　腹壁切口子宫内膜异位症

尚无定论。有假说认为腹直肌分离所导致的腹壁肌层收缩乏力,使其不能有效地配合盆底肌肉的收缩,从而会加重盆底功能障碍。2007 年 Spitznagle 等研究发现,大于 60% 的腹直肌分离患者伴有盆底功能障碍。然而最近的研究否定了这一结论,2017 年 Kari 等发表的文章认为没有证据证实腹直肌分离与盆底肌肉强度变化和盆底功能障碍相关。笔者所在研究中心的结果显示,腹直肌分离与盆底肌群的功能可能呈现动态平衡的状态,随着盆腹腔压力的增加腹直肌分离的程度与盆底功能障碍同步进展,到达某一临界点后,由于盆腔脏器的严重脱垂缓解了盆腹腔压力,腹直肌分离的严重程度反而下降。

五、腹直肌分离的预防与康复治疗

腹直肌分离所导致的腹部松弛、形体改变、腰背部疼痛以及腹壁疝气,会严重降低患者的生活质量,因此产前的预防及产后的康复治疗非常重要。怀孕前适当的肌肉训练可能有助于降低妊娠期发生腹直肌分离的概率,妊娠中晚期也可以使用腹带支撑腹壁。

腹壁肌层、盆底肌和下背部肌肉共同构成了身体的核心肌群,其主要作用为保护脊柱和盆腹腔的稳定性。训练核心肌群和腹式呼吸法有助于改善腹直肌分离和盆底肌肉薄弱所导致的一系列临床症状。需要注意的是,不适宜的运动方式会导致腹内压力升高,反而引发腹壁肌层进一步的分离,并且加重疝气及导致盆底功能障碍的恶化。后者包括仰卧起坐、直腿抬高和部分普拉提运动,尤其是躯干旋转姿势会过度地压迫腹部从而导致腹内压增高。

严重腹直肌分离的患者也可采用传统物理治疗或肌电疗法,对于症状不能改善者可以通过外科手术折叠腹直肌鞘前层或前移腹外斜肌。

(曲恩泽)

参考文献

1. Beer GM, Schuster A, Seifert B, et al. The normal width of the linea alba in nulliparous women. Clin Anat, 2009, 22(6): 706-711.

2. Liaw LJ, Hsu MJ, Liao CF, et al. The relationships between inter-recti distance measured by ultrasound imaging and abdominal muscle function in postpartum women: a 6-month follow-up study. J Orthop Sports Phys Ther, 2011, 41(6): 435-443.

3. Benjamin DR, van de Water AT, Peiris CL. Effects of exercise on diastasis of the rectus abdominis muscle in the antenatal and postnatal periods: a systematic review. Physiotherapy, 2014, 100(1): 1-8.

4. van de Water AT, Benjamin DR. Measurement methods to assess diastasis of the rectus abdominis muscle (DRAM): A systematic review of their measurement properties and meta-analytic reliability generalisation. Man Ther, 2016, 21: 41-53.

5. Akram J, Matzen SH. Rectus abdominis diastasis. J Plast Surg Hand Surg, 2014, 48(3): 163-169.

6. Spitznagle TM, Leong FC, Van Dillen LR. Prevalence of diastasis recti abdominis in a urogynecological patient population. Int Urogynecol J Pelvic Floor Dysfunct, 2007, 18(3): 321-328.

7. Bø K, Hilde G, Tennfjord MK, et al. Pelvic floor muscle function, pelvic floor dysfunction and diastasis recti abdominis: Prospective cohort study. Neurourol Urodyn, 2017, 36(3): 716-721.

8. Barbosa S, de Sá RA, Coca Velarde LG. Diastasis of rectus abdominis in the immediate puerperium: correlation between imaging diagnosis and clinical examination. Arch Gynecol Obstet, 2013, 288(2): 299-303.

9. Keshwani N, Hills N, McLean L. Inter-Rectus Distance Measurement Using Ultrasound Imaging: Does the Rater Matter? Physiother Can, 2016, 68(3): 223-229.

10. Keshwani N, McLean L. Ultrasound Imaging in Postpartum Women With Diastasis Recti: Intrarater Between-Session Reliability. J Orthop Sports Phys Ther, 2015, 45(9): 713-718.

第十二章

病史采集及报告书写

完整的病史采集对于盆底超声检查有着非常重要的作用,是保证诊断准确性的前提,本章主要就病史采集及超声报告书写方面作描述。

第一节
病史采集

一、一般资料

检查日期:_____年_____月_____日,第_____次检查;

前次查时间:_____年_____月_____日

二、患者基本信息

(一)姓名:_____
(二)性别:_____
(三)年龄:_____
(四)民族:_____
(五)职业(公务员 / 文员 / 会计 / 销售 / 医生 / 教师 / 工人 / 研究员 / 重体力劳动者 / 其他):_____
(六)住址:_____
(七)住院号 / 信息卡号:_____
(八)联系电话:_____
(九)身高:_____
(十)体重:_____
(十一)身体质量指数:_____

三、病史

(一)全身情况

有无全身疾病:无 / 有;有何种全身疾病:_____

其他:尼古丁(烟草等);含酒精酒类饮品;咖啡;毒品

(二)妇科情况

月经史:_____

末次月经时间:_____

绝经:否 / 是;绝经时间:_____

用药史(尤其是激素类药物):_____

盆腔手术史:无 / 有

妇科手术史:子宫切除 / 子宫肌瘤剔除术 / 附件包块手术 / 子宫托手术 / 其他_____

(三)产科情况

1. 孕期症状

(1)压力性尿失禁:无 / 有;诱发因素(如咳嗽、大笑等):_____

出现孕周:_____;持续时间:_____

频率:偶有 / 每周_____次 / 每天_____次

尿液漏出量:_____

(2)其他泌尿系症状

尿频:无 / 有;尿意不尽:无 / 有;排尿困难:无 / 有

出现孕周:_____;持续时间:_____

(3)脱垂症状

下腹坠胀感:无 / 有;阴道内肿块:无 / 有

出现孕周:_____;持续时间:_____

(4)肠道症状

便秘:无 / 有;腹泻:无 / 有;痔疮:无 / 有

出现孕周:_____;持续时间:_____

2. 分娩资料

孕次:_____产次:_____

第一胎分娩时年龄:_____岁

分娩日期:_____年_____月_____日;

分娩方式:正常经阴道分娩 / 剖宫产 / 钳产 / 吸引产

剖宫产原因:产程延长、羊水原因、自愿、宫缩乏力、胎位不正、妊娠期高血压疾病、胎儿宫内窘迫、胎盘原因、骨盆原因、双胎、脐带绕颈、其他

会阴侧切:无 / 有

肩难产:无 / 有

引产:无 / 有

胎儿性别:男 / 女;出生体重:_____kg

出生孕周:_____周_____天

先露及胎位:_____

第一及第二产程时间:_____

会阴撕裂程度:无 / Ⅰ度裂伤 / Ⅱ度裂伤 / Ⅲ度裂伤 / Ⅳ度裂伤

会阴裂伤及修补的具体情况:

　会阴裂伤的具体情况:

　Ⅰ度

　Ⅱ度

　Ⅲ度:Ⅲa:<50% 肛门外括约肌撕裂

　　　Ⅲb:≥50% 肛门外括约肌撕裂

　　　Ⅲc:合并肛门内括约肌撕裂

　Ⅳ度

修补方式及材料:_____

3. 分娩后并发症 见表 12-1。

表 12-1 分娩后并发症

	无	少有	有时	每周	每天
粪失禁	0	1	2	3	4
尿失禁	0	1	2	3	4

注释:无:1 个月内从未发生过;少有:1 个月内发生一次;有时:1 个月内发生超过一次但少于每周一次;每周:发生次数≥1 次但少于每天一次;每天:每天≥1 次

其他:便秘 / 需用力排便 / 排便不尽 / 疼痛

(四)泌尿系情况

尿常规检查:未检查 / 阴性 / 阳性

膀胱颈抬高试验:未检查 / 阴性 / 阳性

尿垫试验:未检查 / 阴性 / 阳性

棉签试验:未检查 / 阴性 / 阳性

尿流动力学检查:未检查 / 阴性 / 阳性

逼尿肌不自主收缩:无 / 有

用药史(尤其是激素类药物):

尿失禁 / 器官脱垂手术史(1. 吊带,2. 网片植入,3. 其他:_____)

对手术的满意程度:不确定 / 不满意 / 满意

整体治疗情况:治愈 / 改善 / 相同 / 加重

四、目前症状

(一)自觉症状

1. 自觉症状的严重程度(评分制,0~10 分):___

2. 诱发因素(如咳嗽、大笑等):_____

3. 持续时间:_____

(二)压力性尿失禁

1. 频率:无 / 每月一次 / 每周一次 / 每天一次 / 更频繁

2. 出现时间:_____;持续时间:_____

3. 诱发因素(如咳嗽、大笑等):_____

4. 尿液漏出量:_____

5. 对生活方式的影响:无 / 轻微 / 严重

6. 整体治疗情况:治愈 / 改善 / 相同 / 加重

(三)急迫性尿失禁

1. 频率:无 / 每月一次 / 每周一次 / 每天一次 / 更频繁

2. 出现时间:_____;持续时间:_____

3. 诱发因素:_____

4. 尿液漏出量:_____

5. 对生活方式的影响:无 / 轻微 / 严重

6. 整体治疗情况:治愈 / 改善 / 相同 / 加重

(四)充溢性尿失禁

1. 频率:无 / 每月一次 / 每周一次 / 每天一次 / 更频繁

2. 出现时间:_____;持续时间:_____

3. 诱发因素:_____

4. 尿液漏出量:_____

5. 对生活方式的影响:无 / 轻微 / 严重

6. 整体治疗情况:治愈 / 改善 / 相同 / 加重

(五)尿频、尿急、尿痛:无 / 有

(六)排尿困难:无 / 有

(七)其他泌尿系症状

1. 夜尿:无 / 有;夜尿次数:1~2 次 /3~4 次 /5 次或更多

2. 夜间遗尿症:无 / 有

3. 尿迟滞:无 / 有

4. 尿流差:无 / 有

5. 尿流中断:无 / 有

6. 尿意不尽(不能完全排空):无 / 有

7. 血尿:无 / 有

（八）器官脱垂相关症状

1. 下腹坠胀：无／偶尔／经常

2. 阴道内肿块：无／有

3. 疼痛：无／偶尔／经常

（九）肠道症状

1. 下坠感：无／偶尔／经常

2. 大便秘结：无／偶尔／经常

3. 腹泻：无／偶尔／经常

4. 排空障碍：无／偶尔／经常

5. 痔疮：无／有

6. 便急（里急后重）：无／偶尔／经常

7. 粪失禁：无／偶尔／经常

8. 排便痛：无／偶尔／经常

（十）性功能障碍

性交痛：无／有

（十一）医生意见

五、临床检查及评估

（一）临床脱垂等级

临床脱垂等级，见表 12-2。

表 12-2　临床脱垂等级

膀胱膨出	1	2	3	
子宫脱垂	1	2	3	4
肠疝／穹隆脱垂	1	2	3	4
直肠膨出	1	2	3	

（二）子宫脱垂的 POP-Q 评分

子宫脱垂的 POP-Q 评分，见图 12-1。

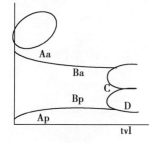

图 12-1　子宫脱垂的 POP-Q 评分

（三）肛提肌肌力评分

应用改良牛津评分系统（modified Oxford scale，MOS）进行评分（表 12-3）。

表 12-3　改良牛津评分系统

级别	指征
0	不懂得阴道收缩，只懂得腹部收缩
1	有肌肉颤动
2	有非震动样的弱压力，但不能将检查者的手指顶起
3	检查者手指有弱顶举感
4	检查者手指被抓牢
5	检查者手指被牢牢抓住并有明显的顶举感

（四）医生意见

第二节
盆底超声检查报告模板及常见疾病报告书写

一、正常报告

盆底超声检查报告应按照一定规范来书写，一般需分别描述前腔室、中腔室及后腔室情况，并按照静息状态、Valsalva 状态及盆底肌收缩状态分类描述。

（一）超声描述

盆底超声检查（图 12-2~ 图 12-6）。参考线为过耻骨联合后下缘的水平线。

1. 静息状态　未见残余尿／残余尿量 __ml，逼尿肌厚度____mm，尿道内口关闭。尿道周围未见明显液性暗区及异常回声团。CDFI：尿道周围见稀疏彩色血流信号。膀胱尿道后角完整。膀胱颈位于参考线上____mm。子宫颈及直肠壶腹部最低点分别位于参考线上____mm、____mm。

2. Valsalva 动作　膀胱颈移动度____mm，膀胱位于参考线上____mm，膀胱尿道后角完整。尿道内口关闭。尿道旋转角____°。子宫颈及直肠壶腹部最低点分别位于参考线上____mm、____mm。未见直肠膨出声像。肛提肌裂孔面积____cm^2。

3. 盆底肌肉收缩状态　未见肛提肌断裂声像，肛门括约肌完整。

（二）超声提示

前腔室：膀胱颈移动度在正常范围内，膀胱尿道后角完整，尿道内口关闭，未见膀胱膨出声像。

中腔室：未见子宫脱垂声像。

后腔室：未见直肠膨出声像。

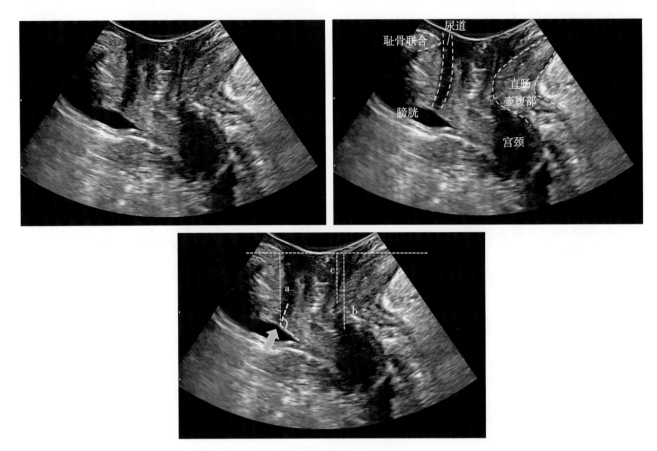

图 12-2 正常图像(静息状态)

膀胱尿道后角完整(黄色虚线),尿道内口关闭(箭头),膀胱(a)、子宫(b)及直肠壶腹部(c)位置均位于参考线以上

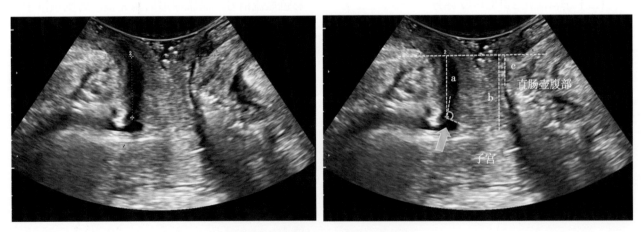

图 12-3 正常图像(Valsalva 动作)

Valsalva 动作,膀胱颈移动度在正常范围内,膀胱尿道后角完整(黄色虚线),尿道内口关闭(箭头),膀胱(a)、子宫(b)及直肠壶腹部(c)位置均位于参考线以上

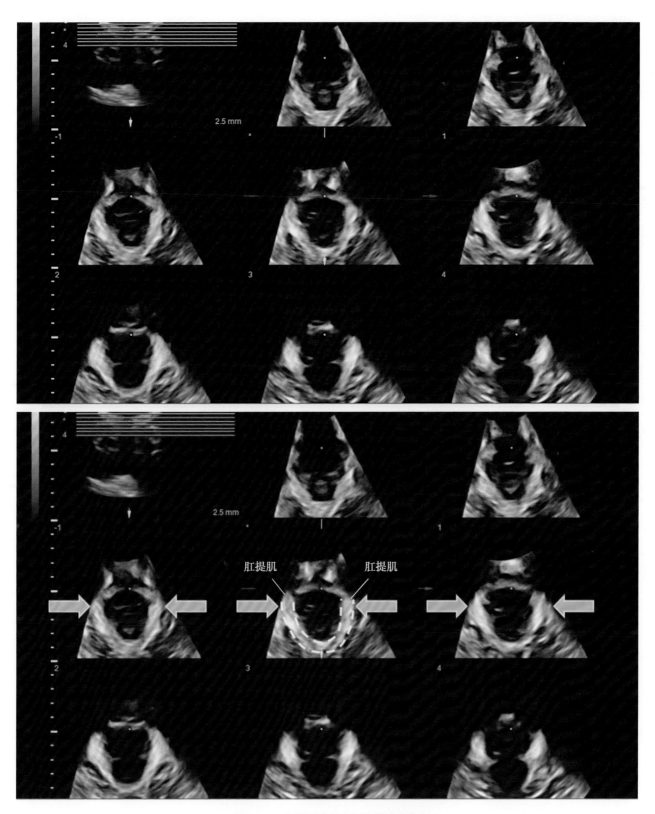

肛提肌　　　　　肛提肌

图 12-4　正常图像（盆底肌收缩状态）
TUI 模式显示双侧肛提肌完整（箭头）

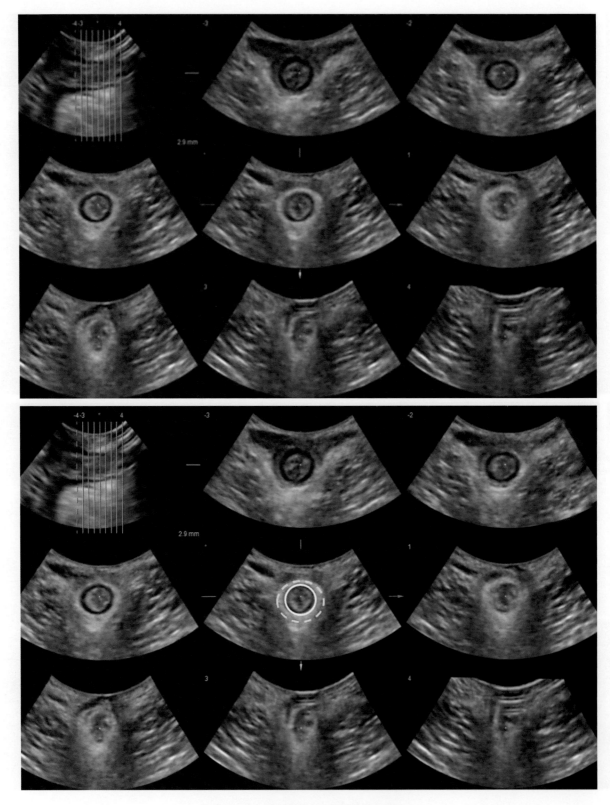

图 12-5　正常图像（盆底肌收缩状态）

TUI 模式显示肛门内（白色实线）、外括约肌（黄色虚线）完整

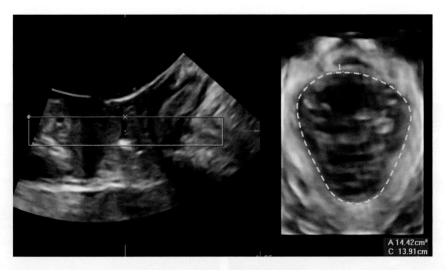

图 12-6　正常图像（Valsalva 动作）

肛提肌裂孔面积正常（虚线）

未见肛提肌及肛门括约肌断裂声像。

未见肛提肌裂孔扩张声像。

二、常见病变

常见病变的超声描述。

（一）前腔室

1. 尿道周围病变

（1）尿道钙化

1）报告书写：尿道处见一个 / 多个强回声斑，大小：____mm×____mm，边界清楚，后方伴 / 不伴声影。

2）典型病例：尿道钙化（图 12-7）。

（2）尿道旁囊肿

1）报告书写：尿道周围见"圆形 / 类圆形""无 / 低"回声区，大小：____mm×____mm，边界清楚，与

尿道不相通。CDFI：无 / 低回声区内未见明显血流信号。

2）典型病例：尿道旁囊肿（图 12-8）。

（3）尿道憩室

1）报告书写：尿道周围见"类圆形 / 不规则形""无 / 低"回声区，大小____mm×____mm，与尿道相通，边界清晰，后方回声增强。CDFI：无 / 低回声区内未见明显血流信号。

2）典型病例：尿道憩室（图 12-9）。

2. 尿道内口漏斗形成

（1）报告书写

1）静息状态：尿道内口关闭。

2）Valsalva 动作：尿道内口开放呈漏斗形。

（2）典型病例：尿道内口漏斗形成（图 12-10，图 12-11）。

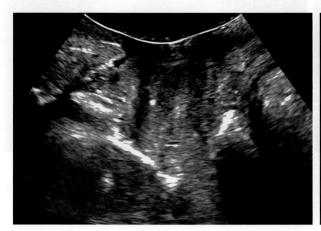
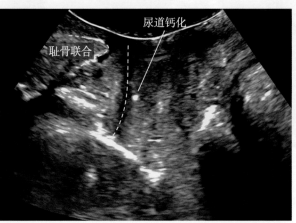

图 12-7　尿道钙化

静息状态下正中矢状切面，尿道处见一强回声斑，后不伴声影

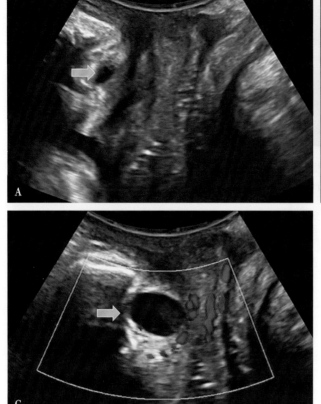

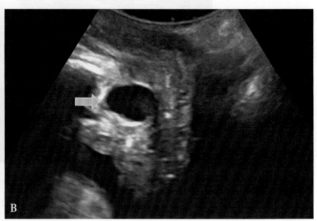

图 12-8　尿道旁囊肿

A. 静息状态下正中矢状切面,尿道前方见类圆形无回声区(箭头),边界清楚,与尿道不相通;B. 静息状态下旁矢状切面,尿道周围见类圆形无回声区(箭头),边界清楚,与尿道不相通;C. 静息状态下旁矢状切面,CDFI:无回声区内未见明显血流信号(箭头)

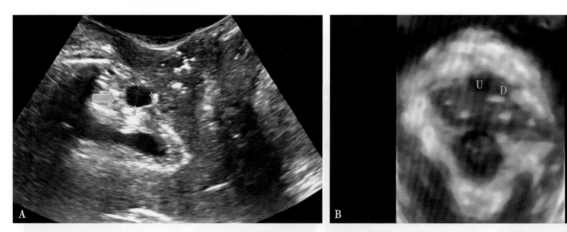

图 12-9　尿道憩室

A. 静息状态下旁矢状切面,尿道周围可见类圆形无回声区(箭头),与尿道相通,边界清晰,后方回声增强;B. 盆底轴平面,尿道周围见类圆形无回声区,与尿道相通。U- 尿道,D- 憩室

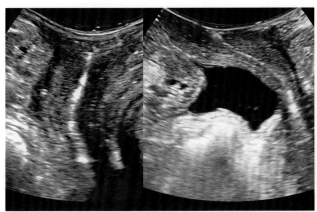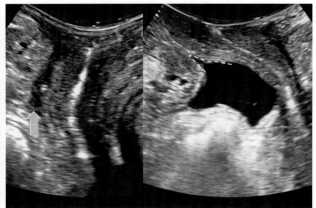

图 12-10　尿道内口漏斗形成

左侧图为静息状态,尿道内口关闭(箭头);右侧图为 Valsalva 动作,尿道内口开放呈漏斗形(虚线)

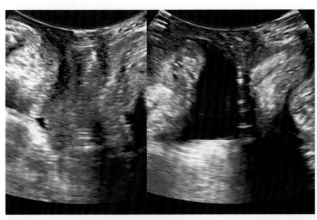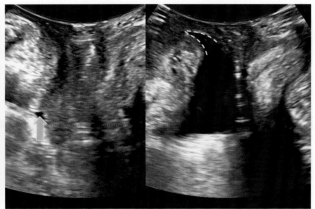

图 12-11　尿道内口漏斗形成

左侧图为静息状态,尿道内口关闭(箭头);右侧图为 Valsalva 动作,尿道内口开放呈漏斗形(虚线)

3. 膀胱膨出

(1) 报告书写:Valsalva 动作:膀胱平参考线 / 位于线下____mm,膀胱尿道后角完整 / 开放,尿道旋转角____。。

(2) 膀胱膨出的程度

1) 轻度膀胱膨出:Valsalva 动作,膀胱最低点平参考线或位于参考线下 0~10mm(图 12-12)。

2) 明显膀胱膨出:Valsalva 动作,膀胱最低点位于参考线下 ≥10mm(图 12-13)。

(3) 膀胱膨出分型

1) Ⅰ型膀胱膨出:Valsalva 动作,膀胱最低点平参考线或位于参考线下,膀胱尿道后角开放(≥140°),尿道旋转角 <45°(图 12-14~ 图 12-16)。

2) Ⅱ型膀胱膨出:Valsalva 动作,膀胱最低点平参考线或位于参考线以下,膀胱尿道后角开放(≥140°),尿道旋转角 ≥45°(图 12-17~ 图 12-19)。

3) Ⅲ型膀胱膨出:Valsalva 动作,膀胱最低点平参考线或位于参考线以下,膀胱尿道后角完整(<140°),尿道旋转角 ≥45°(图 12-20~ 图 12-22)。

4. 植入材料评估

(1) 吊带植入术后,吊带正常。

1) 报告书写

静息状态:尿道后方与阴道之间见吊带回声,吊带与耻骨联合后下缘间距____mm。

Valsalva 动作:吊带与耻骨联合后下缘间距____mm,与静息状态下间距变化不大。

2) 典型病例:吊带植入术后,吊带位置正常(图 12-23~ 图 12-25)。

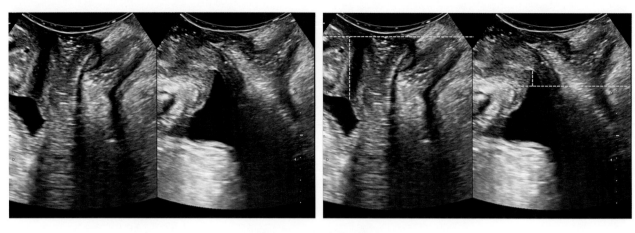

图 12-12　轻度膀胱膨出

左侧图为静息状态,膀胱最低点位于参考线上(虚线);右侧图为 Valsalva 动作,膀胱最低点位于参考线下 5mm(虚线)

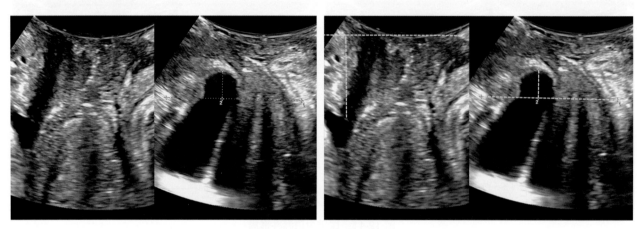

图 12-13　明显膀胱膨出

左侧图为静息状态,膀胱最低点位于参考线上(虚线);右侧图为 Valsalva 动作,膀胱最低点位于参考线下 10.4mm(虚线)

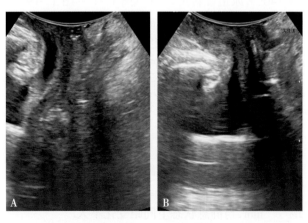

图 12-14　Ⅰ型膀胱膨出

A. 为静息状态,膀胱最低点位于参考线上;B. 为 Valsalva 动作,膀胱最低点位于参考线下 3mm,膀胱尿道后角开放,尿道旋转角为 44°

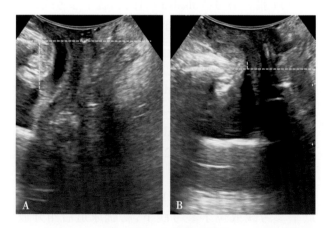

图 12-15　Ⅰ型膀胱膨出

A. 为静息状态,膀胱最低点位于参考线上(虚线);B. 为 Valsalva 动作,膀胱最低点位于参考线下 3mm(虚线),膀胱尿道后角开放,尿道旋转角为 44°

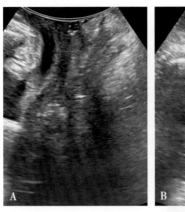
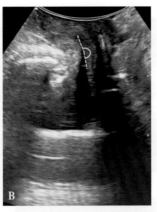
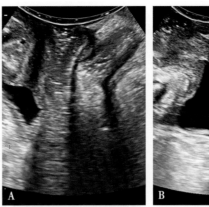
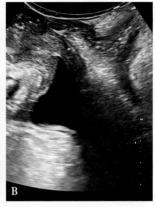

图 12-16　Ⅰ型膀胱膨出

A. 为静息状态,膀胱最低点位于参考线上;B. 为 Valsalva 动作,膀胱最低点位于参考线下 3mm,膀胱尿道后角开放(虚线),尿道旋转角为 44°

图 12-17　Ⅱ型膀胱膨出

A. 为静息状态,膀胱最低点位于参考线上;B. 为 Valsalva 动作,膀胱最低点位于参考线下 8mm,膀胱尿道后角开放,尿道旋转角为 65°

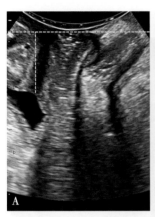
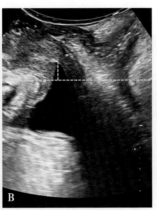
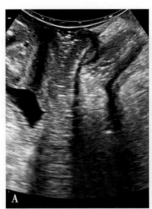
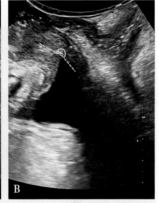

图 12-18　Ⅱ型膀胱膨出

A. 为静息状态,膀胱最低点位于参考线上(虚线);B. 为 Valsalva 动作,膀胱最低点位于参考线下 8mm(虚线),膀胱尿道后角开放,尿道旋转角为 65°

图 12-19　Ⅱ型膀胱膨出

A. 为静息状态,膀胱最低点位于参考线上;B. 为 Valsalva 动作,膀胱最低点位于参考线下 8mm,膀胱尿道后角开放(虚线),尿道旋转角为 65°

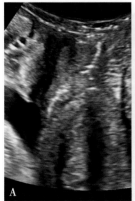
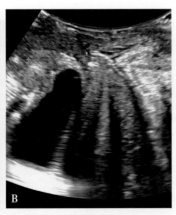
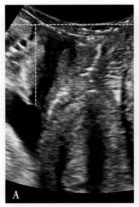
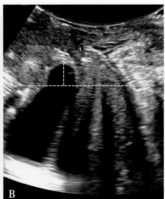

图 12-20　Ⅲ型膀胱膨出

A. 为静息状态,膀胱最低点位于参考线上;B. 为 Valsalva 动作,膀胱最低点位于参考线下 7mm,膀胱尿道后角完整,尿道旋转角为 76°

图 12-21　Ⅲ型膀胱膨出

A. 为静息状态,膀胱最低点位于参考线上(虚线);B. 为 Valsalva 动作,膀胱最低点位于参考线下 7mm(虚线),膀胱尿道后角完整,尿道旋转角为 76°

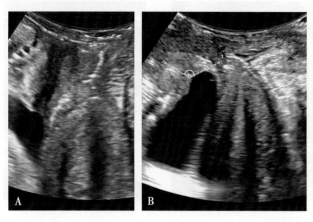

图 12-22　Ⅲ型膀胱膨出

A. 为静息状态,膀胱最低点位于参考线上;B. 为 Valsalva 动作,膀胱最低点位于参考线下 7mm,膀胱尿道后角完整(虚线),尿道旋转角为 76°

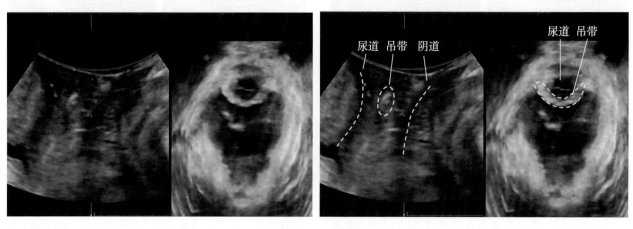

图 12-23　静息状态

吊带位于尿道后方与阴道之间

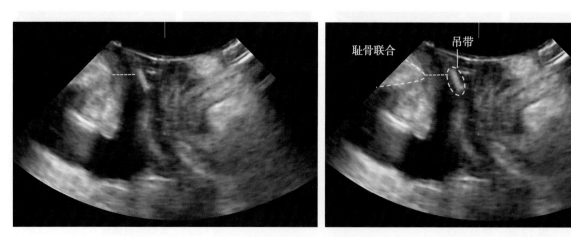

图 12-24　静息状态

黄色虚线显示吊带与耻骨联合后下缘之间的距离

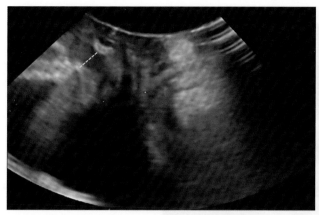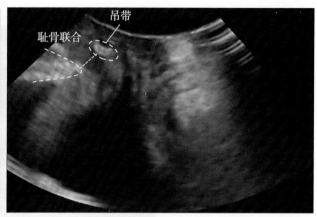

图 12-25　Valsalva 动作

吊带位于尿道与阴道之间。黄色虚线显示吊带与耻骨联合后下缘之间的距离,与静息状态距离变化不大

（2）吊带植入术后,吊带过紧。

1）报告书写

静息状态:尿道后方与阴道之间见吊带回声,吊带与耻骨联合后下缘间距____mm。

Valsalva 动作:吊带与耻骨联合后下缘间距____mm,较静息状态下明显变小。

2）典型病例:吊带植入术后,吊带过紧(图 12-26~图 12-28)。

（3）网片植入术后,网片正常。

1）报告书写

静息状态:尿道后方与阴道之间见网片回声。

Valsalva 动作:尿道后方与阴道之间见网片回声,网片位置正常。

2）典型病例:网片植入术后,网片位置正常

(图 12-29,图 12-30)。

（4）网片植入术后,网片脱位。

1）报告书写

静息状态:尿道后方与阴道之间见网片回声。

Valsalva 动作:可见网片脱位。

2）典型病例:网片植入术后,网片脱位(图 12-31,图 12-32)。

（二）中腔室

子宫脱垂

（1）报告书写

1）静息状态:子宫颈最低点位于参考线上____mm。

2）Valsalva 动作:子宫颈最低点平参考线或位于线下____mm。

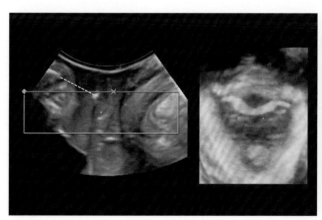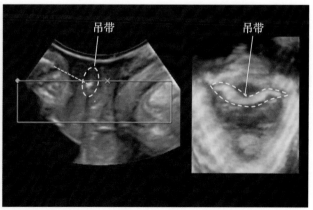

图 12-26　静息状态

吊带位于尿道后方与阴道之间。黄色虚线显示吊带与耻骨联合后下缘之间的距离

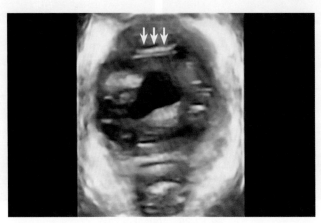

图 12-27　盆底轴平面

Valsalva 动作,吊带(箭头)位于尿道及阴道之间

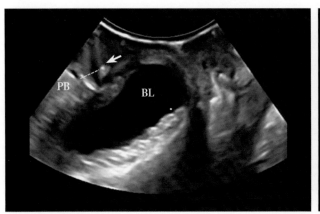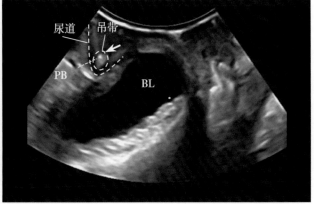

图 12-28　Valsalva 动作

黄色虚线显示吊带与耻骨联合后下缘之间的距离,较静息状态下明显变小,尿道成角折叠。PB-耻骨联合,BL-膀胱

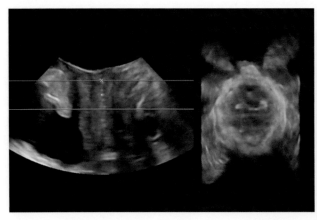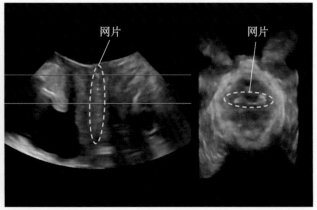

图 12-29　静息状态

网片位于尿道后方与阴道之间

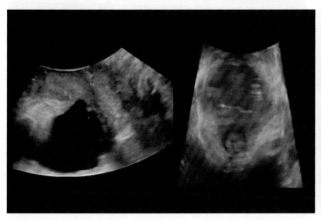
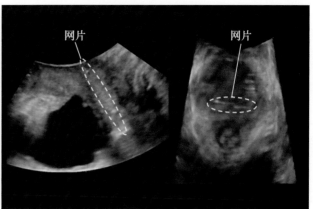

图 12-30 Valsalva 动作
网片位于尿道后方与阴道之间

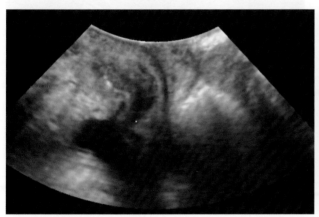
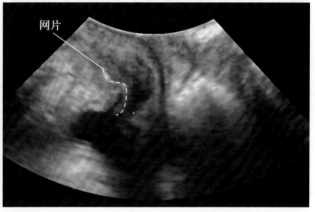

图 12-31 静息状态
网片位于尿道后方与阴道之间

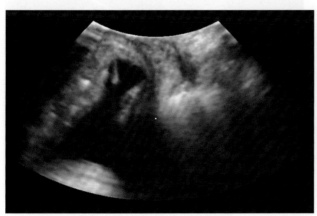
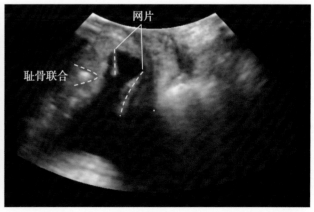

图 12-32 Valsalva 动作
网片脱位,膀胱膨出复发

（2）典型病例：Valsalva 动作，子宫脱垂（图 12-33）。

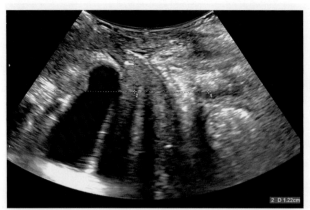

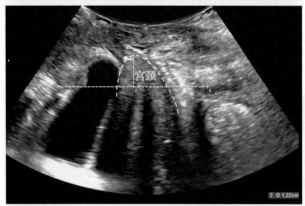

图 12-33 Valsalva 动作，子宫脱垂

Valsalva 动作，子宫颈最低点位于参考线下 12.2mm（黄色虚线）

（三）后腔室

1. 直肠膨出 需描述直肠壶腹部位置及膨出高度两个指标。

（1）报告书写

1）静息状态：直肠壶腹部最低点位于参考线上或线下____mm。

2）Valsalva 动作：直肠壶腹部最低点位于参考线下____mm；可见直肠膨出声像，膨出高度约____mm。该膨出物与肛管所呈夹角约90°，肛门内括约肌回声连续性中断。

（2）典型病例：直肠膨出（图 12-34~图 12-38）。

2. 会阴体过度运动

（1）报告书写

1）静息状态：直肠壶腹部最低点位于参考线上。

2）Valsalva 动作：直肠壶腹部最低点位于参考线下____mm，未见直肠膨出声像。肛门内括约肌回声连续。

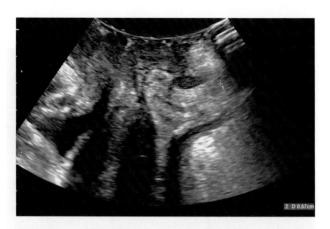

图 12-34 直肠膨出

Valsalva 动作，直肠壶腹部最低点位于参考线下 5.7mm，膨出高度 11.4mm，该膨出物与肛管所呈夹角等于 90°，肛门内括约肌回声连续性中断

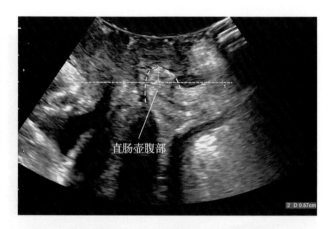

图 12-35 直肠膨出（直肠壶腹部位置）

Valsalva 动作，直肠壶腹部最低点位于参考线下 5.7mm（黄色虚线），膨出高度 11.4mm，该膨出物与肛管所呈夹角等于 90°，肛门内括约肌回声连续性中断

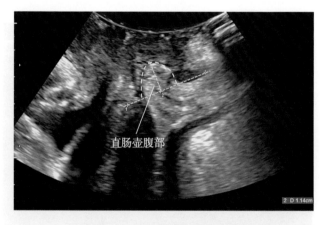

图 12-36 直肠膨出（膨出高度）

Valsalva 动作，直肠壶腹部最低点位于参考线下 5.7mm，膨出高度 11.4mm（黄色虚线），该膨出物与肛管所呈夹角等于 90°，肛门内括约肌回声连续性中断

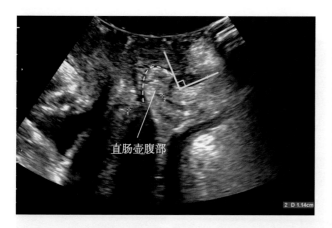

图 12-37　直肠膨出（夹角）

Valsalva 动作,直肠壶腹部最低点位于参考线下 5.7mm,膨出高度 11.4mm,该膨出物与肛管所呈夹角等于 90°（实线）,肛门内括约肌回声连续性中断

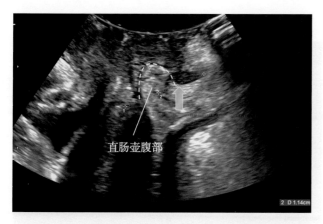

图 12-38　直肠膨出（肛门内括约肌回声连续性中断）

Valsalva 动作,直肠壶腹部最低点位于参考线下 5.7mm,膨出高度 11.4mm,该膨出物与肛管所呈夹角等于 90°,肛门内括约肌回声连续性中断（箭头）

（2）典型病例:会阴体过度运动（图 12-39）。

3. 肠疝

（1）报告书写:Valsalva 动作:可见疝出物（肠管）位于直肠壶腹部与阴道之间,疝出物（肠管）平参考线或位于线下____mm。

（2）典型病例:肠疝（图 12-40~ 图 12-42）。

4. 植入材料评估　网片植入术后,网片正常。

（1）报告书写

静息状态:阴道与直肠之间见网片回声。

Valsalva 动作:阴道与直肠之间见网片回声,网片位置正常。

（2）典型病例:网片植入术后,网片正常（图 12-43）。

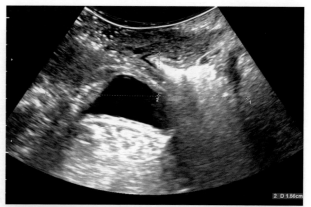

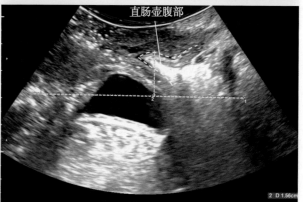

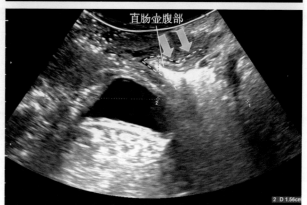

图 12-39　会阴体过度运动

Valsalva 动作,直肠壶腹部最低点位于参考线下 15.6mm,肛门内括约肌回声连续（箭头）

（四）盆底肌损伤

1. 肛提肌损伤

（1）报告书写

1）完全断裂:盆底肌肉收缩状态:左 / 右 / 双侧肛提肌回声连续性完全中断。

2）部分断裂:盆底肌肉收缩状态:左 / 右 / 双侧肛提肌回声连续性部分中断。

（2）分型

1）完全断裂:盆底肌收缩状态,TUI 模式下,中间 3 个平面均显示肛提肌回声连续性中断。

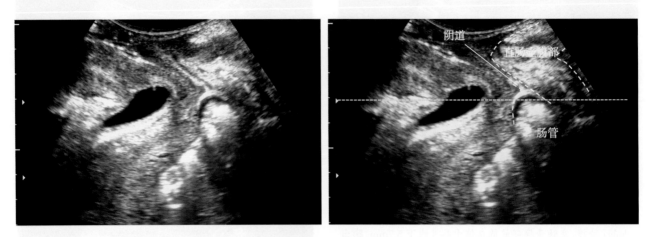

图 12-40 肠疝

Valsalva 动作,可见肠管位于直肠壶腹部与阴道之间,肠管平参考线水平(黄色虚线)

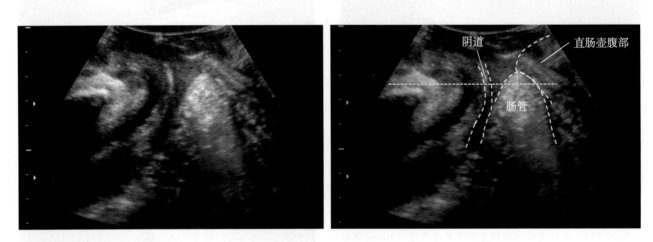

图 12-41 肠疝

Valsalva 动作,可见肠管位于直肠壶腹部与阴道之间,且肠管位于参考线以下(黄色虚线)

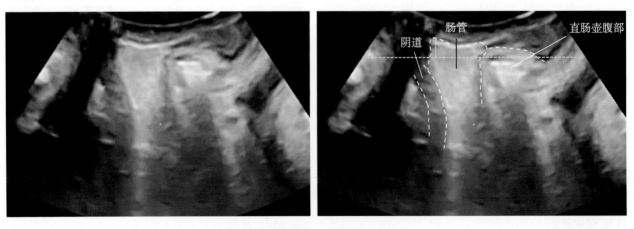

图 12-42 肠疝

Valsalva 动作,可见肠管位于直肠壶腹部与阴道之间,且肠管位于参考线以下(黄色虚线)。该病例同时合并直肠膨出

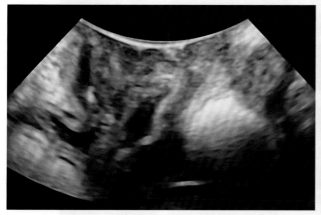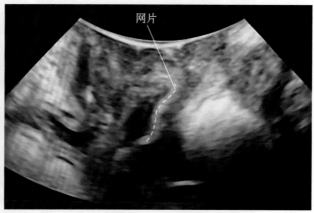

图 12-43 静息状态
网片位于阴道与直肠之间

2）部分断裂：盆底肌收缩状态，TUI 模式下，中间 3 个以下平面显示肛提肌回声连续性中断。

（3）典型病例

1）左侧肛提肌完全断裂（图 12-44）。

2）右侧肛提肌完全断裂（图 12-45）。

3）左侧肛提肌部分断裂（图 12-46）。

2. 肛门括约肌损伤

（1）报告书写

1）完全断裂：盆底肌肉收缩状态：肛门内 / 外括约肌＿＿＿点钟方位回声连续性完全中断。

2）部分断裂：盆底肌肉收缩状态：肛门内 / 外括约肌＿＿＿点钟方位回声连续性部分中断。

（2）分型：肛门括约肌损伤分为完全断裂与部分断裂。

1）完全断裂：盆底肌收缩状态，TUI 模式下，肛门括约肌连续性中断，缺损超过 30°，4 个及以上平面出现这种改变。

2）部分断裂：盆底肌收缩状态，TUI 模式下，肛门括约肌连续性中断，少于 4 个平面出现这种改变。

（3）典型病例

1）肛门内、外括约肌完全断裂（图 12-47）。

2）肛门内、外括约肌部分断裂（图 12-48）。

（五）肛提肌裂孔扩张

1. 报告书写

（1）Valsalva 动作：肛提肌裂孔面积：＿＿＿cm²。

（2）部分脱垂严重的患者，静息状态下也可出现肛提肌裂孔扩张，此情况下需同时描述静息状态下的肛提肌裂孔面积。

2. 典型病例 Valsalva 动作，肛提肌裂孔扩张（图 12-49）。

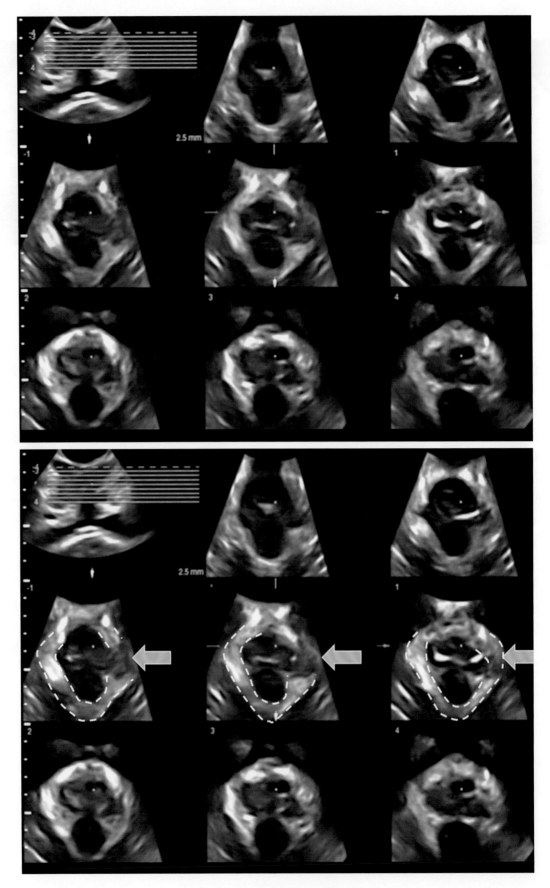

图 12-44 左侧肛提肌完全断裂

盆底肌收缩状态，TUI 模式下，中间 3 个平面均显示左侧肛提肌回声连续性中断（箭头）

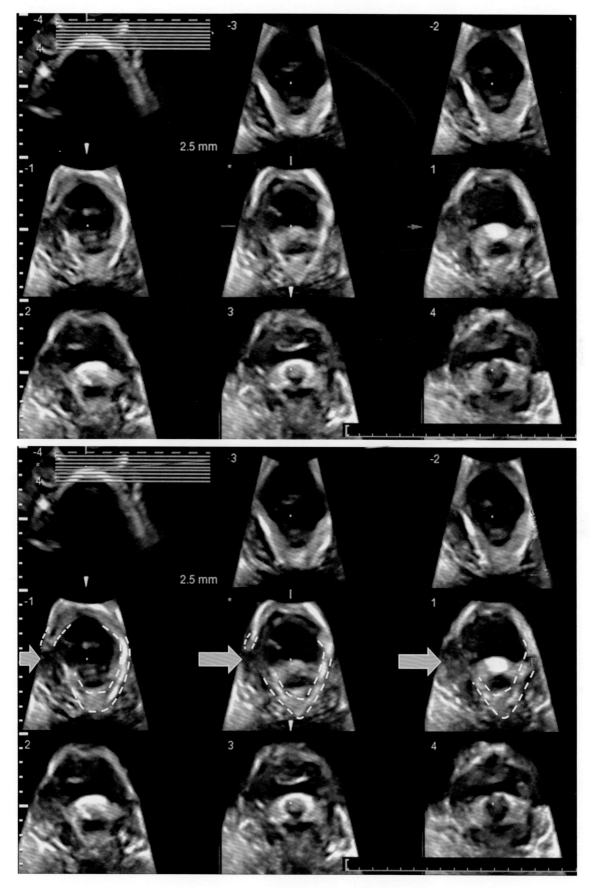

图 12-45 右侧肛提肌完全断裂

盆底肌收缩状态,TUI 模式下,中间 3 个平面均显示右侧肛提肌回声连续性中断(箭头)

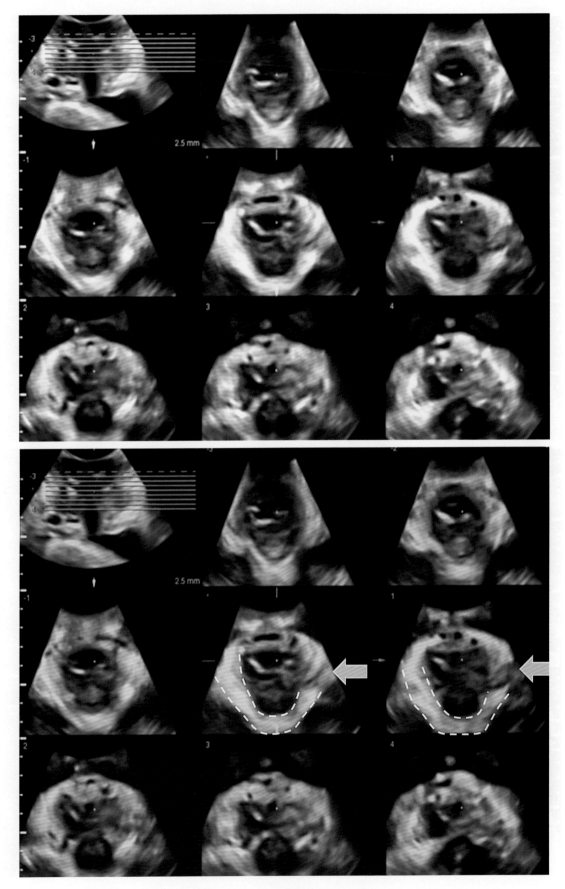

图 12-46　左侧肛提肌部分断裂

盆底肌收缩状态,TUI 模式下,中间 2 个平面显示左侧肛提肌回声连续性中断(箭头)

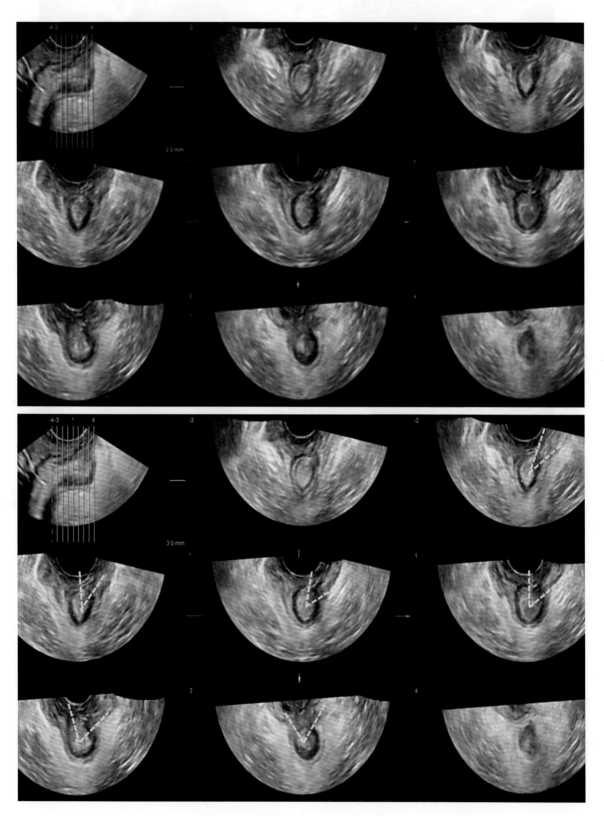

图 12-47　肛门内、外括约肌完全断裂

盆底肌收缩状态,TUI 模式下,6 个平面显示肛门内括约肌及外括约肌在 10 点~2 点钟方位回声连续性中断(虚线)

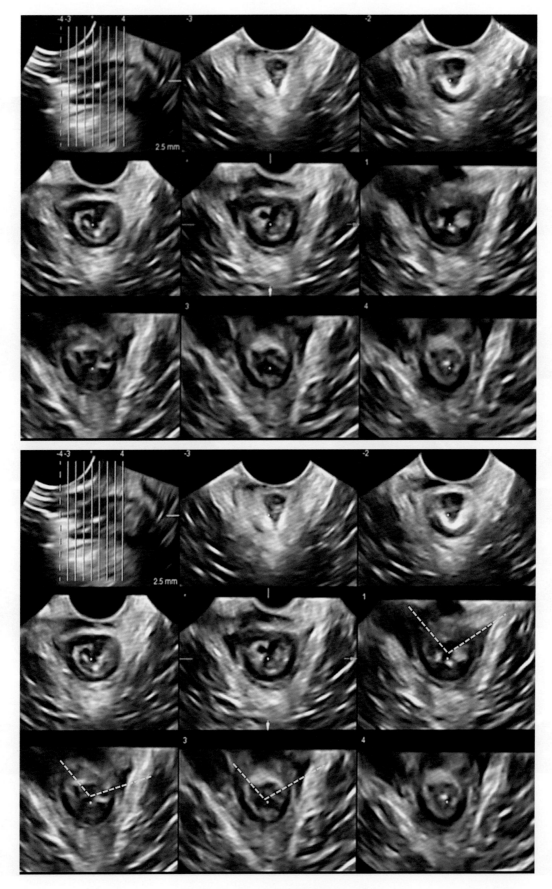

图 12-48　肛门内、外括约肌部分断裂

盆底肌收缩状态，TUI 模式下 3 个平面显示肛门内括约肌及外括约肌在 10 点~2 点钟方位回声连续性中断（虚线）

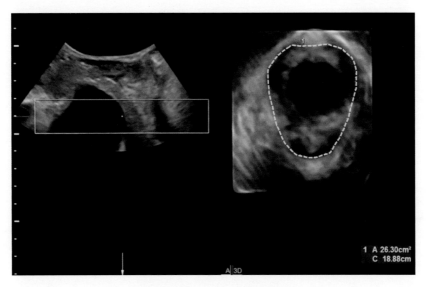

图 12-49 肛提肌裂孔扩张

Valsalva 动作,肛提肌裂孔面积 26.3cm²(虚线)

(徐净 张奥华)

参考文献

1. Avery K,Donovan J,Peters T J,et al. ICIQ:A brief and robust measure for evaluating the symptoms and impact of urinary incontinence. Journal of Urology,2004,23(4):322.

2. Barber M D,Walters M D,Bump R C. Short forms of two condition-specific quality-of-life questionnaires for women with pelvic floor disorders(PFDI-20 and PFIQ-7). American Journal of Obstetrics & Gynecology,2005,193(1):103.

3. Zhu L,Yu S,et al. Chinese validation of the Pelvic Floor Impact Questionnaire Short Form. Menopause,2011,18(9):1030-1033.

附 录

国际尿失禁咨询委员会尿失禁问卷表简表

一、尿潴留的评分

许多患者时常漏尿,该表将用于调查尿失禁的发生率和尿失禁对患者的影响程度。仔细回想你近四周来的症状,尽可能回答以下问题。

1. 您的出生日期: □□□□ 年 □□ 月 □□ 日

2. 性别(在空格处打✓) □ 男 □ 女

---

3. 您漏尿的次数? （在空格内打✓）

从来不漏尿	□	0
一星期大约漏尿 1 次或经常不到 1 次	□	1
一星期漏尿 2 次或 3 次	□	2
每天大约漏尿 1 次	□	3
一天漏尿数次	□	4
一直漏尿	□	5

---

4. 我们想知道您认为自己漏尿的量是多少?

在通常情况下,您的漏尿量是多少(不管您是否使用了防护用品)

（在空格内打✓）

不漏尿	□	0
少量漏尿	□	2
中等量漏尿	□	4
大量漏尿	□	6

---

5. 总体上看,漏尿对您日常生活影响程度如何?

请在 0(表示没有影响)~10(表示有很大影响)之间的某个数字上画圈

没有影响　　　0　1　2　3　4　5　6　7　8　9　10　　　有很大影响

ICI-Q-SF 评分(把第 3、4、5 个问题的分数相加): □

---

6. 什么时候发生漏尿?

（请在与您情况相符合的那些空格打✓）

从不漏尿	□
未能到达厕所就会有尿液漏出	□
在咳嗽或打喷嚏时漏尿	□
在睡着时漏尿	□
在活动或体育运动时漏尿	□
在小便完和穿好衣服时漏尿	□
在没有明显理由的情况下漏尿	□
在所有时间内漏尿	□

评估者:_____　　日期:_____

二、盆底功能障碍问卷

请回答以下调查问卷的所有问题,涉及最近 3 个月的盆腔、肠道和膀胱的症状,分列为 POPDI-6、CRADI-8、UDI-6 三个栏目。如果您有下列症状,请选择影响程度。每项选择的分值标在"□"后(0~4 分),分数越高对生活质量影响越大。请分别将术前、术后 6 个月、1 年的分数填到相应的" "处。

Pelvic organ prolapse distress inventory 6(POPDI-6)

1. 经常体验到下腹腹压吗? **术前:____;术后 3 个月:____;术后 6 个月:____。**
   □ 0,没有;□有;如果有,对您的影响如何:
   □ 1,没有影响;□ 2,轻度影响;□ 3,中度影响;□ 4,重度影响

2. 经常感到盆腔坠胀吗? **术前:____;术后 3 个月:____;术后 6 个月:____。**
   □ 0,没有;□有;如果有,对您的影响如何:
   □ 1,没有影响;□ 2,轻度影响;□ 3,中度影响;□ 4,重度影响

3. 经常看到或感到阴道有肿物脱出吗? **术前:____;术后 3 个月:____;术后 6 个月:____。**
   □ 0,没有;□有;如果有,对您的影响如何:
   □ 1,没有影响;□ 2,轻度影响;□ 3,中度影响;□ 4,重度影响

4. 曾经需要推压阴道或直肠周围来协助排便吗? **术前:____;术后 3 个月:____;术后 6 个月:____。**
   □ 0,没有;□有;如果有,对您的影响如何:
   □ 1,没有影响;□ 2,轻度影响;□ 3,中度影响;□ 4,重度影响

5. 经常有尿意不尽的感觉吗? **术前:____;术后 3 个月:____;术后 6 个月:____。**
   □ 0,没有;□有;如果有,对您的影响如何:
   □ 1,没有影响;□ 2,轻度影响;□ 3,中度影响;□ 4,重度影响

6. 曾经不得不用手指托起阴道的膨出部分来协助排尿吗? **术前:____;术后 3 个月:____;术后 6 个月:____。**
   □ 0,没有;□有;如果有,对您的影响如何:
   □ 1,没有影响;□ 2,轻度影响;□ 3,中度影响;□ 4,重度影响

计算此栏目平均分为(各题分数相加 /6):术前:____;术后 3 个月:____;术后 6 个月:____。

Colorectal-anal distress inventory 8(CRADI-8)

7. 便秘,排便困难 **术前:____;术后 3 个月:____;术后 6 个月:____。**
   □ 0,没有;□有;如果有,对您的影响如何:
   □ 1,没有影响;□ 2,轻度影响;□ 3,中度影响;□ 4,重度影响

8. 无法排尽大便 **术前:____;术后 3 个月:____;术后 6 个月:____。**
   □ 0,没有;□有;如果有,对您的影响如何:
   □ 1,没有影响;□ 2,轻度影响;□ 3,中度影响;□ 4,重度影响

9. 在大便成形的情况下,经常不能控制排便 **术前:____;术后 3 个月:____;术后 6 个月:____。**
   □ 0,没有;□有;如果有,对您的影响如何:
   □ 1,没有影响;□ 2,轻度影响;□ 3,中度影响;□ 4,重度影响

10. 当大便松散时,经常不能控制排便 **术前:____;术后 3 个月:____;术后 6 个月:____。**
    □ 0,没有;□有;如果有,对您的影响如何:
    □ 1,没有影响;□ 2,轻度影响;□ 3,中度影响;□ 4,重度影响

11. 经常不能控制肛门排气 **术前:____;术后 3 个月:____;术后 6 个月:____。**

□0,没有;□有;如果有,对您的影响如何:
□1,没有影响;□2,轻度影响;□3,中度影响;□4,重度影响

12. 经常在排便时感到疼痛　**术前:____;术后3个月:____;术后6个月:____。**
　　□0,没有;□有;如果有,对您的影响如何:
　　□1,没有影响;□2,轻度影响;□3,中度影响;□4,重度影响

13. 排便急迫,不得不奔向卫生间去排便　**术前:____;术后3个月:____;术后6个月:____。**
　　□0,没有;□有;如果有,对您的影响如何:
　　□1,没有影响;□2,轻度影响;□3,中度影响;□4,重度影响

14. 在排便时或之后感到有肠管从直肠脱出吗?　**术前:____;术后3个月:____;术后6个月:____。**
　　□0,没有;□有;如果有,对您的影响如何:
　　□1,没有影响;□2,轻度影响;□3,中度影响;□4,重度影响

计算此栏目平均分为(各题分数相加 /8):术前:____;术后3个月:____;术后6个月:____。

Urinary distress inventory 6(UDI-6)

15. 经常感到尿频吗?　**术前:____;术后3个月:____;术后6个月:____。**
　　□0,没有;□有;如果有,对您的影响如何:
　　□1,没有影响;□2,轻度影响;□3,中度影响;□4,重度影响

16. 经常有与排尿急迫相关的漏尿吗? 急迫就是必须立刻去卫生间排尿的强烈感觉。
　　术前:____;术后3个月:____;术后6个月:____。
　　□0,没有;□有;如果有,对您的影响如何:
　　□1,没有影响;□2,轻度影响;□3,中度影响;□4,重度影响

17. 经常有咳嗽、打喷嚏或大笑引起的漏尿吗?　**术前:____;术后3个月:____;术后6个月:____。**
　　□0,没有;□有;如果有,对您的影响如何:
　　□1,没有影响;□2,轻度影响;□3,中度影响;□4,重度影响

18. 经常有少量漏尿吗(点滴漏尿)?　**术前:____;术后3个月:____;术后6个月:____。**
　　□0,没有;□有;如果有,对您的影响如何:
　　□1,没有影响;□2,轻度影响;□3,中度影响;□4,重度影响

19. 经常在排空膀胱时有困难吗?　**术前:____;术后3个月:____;术后6个月:____。**
　　□0,没有;□有;如果有,对您的影响如何:
　　□1,没有影响;□2,轻度影响;□3,中度影响;□4,重度影响

20. 经常感到下腹或生殖道不适吗?　**术前:____;术后3个月:____;术后6个月:____。**
　　□0,没有;□有;如果有,对您的影响如何:
　　□1,没有影响;□2,轻度影响;□3,中度影响;□4,重度影响

计算此栏目平均分为(各题分数相加 /6):术前:____;术后3个月:____;术后6个月:____。

得出每栏目的平均分(0~4)×25(0~100),相加得出总评分(0~300)。
总评分:术前:____;术后3个月:____;术后6个月:____。

三、盆底障碍影响简易问卷

请把最近三个月影响到你日常生活、人际关系或者个人情绪的膀胱、肠道或阴道不适症状的恰当描述找出来,打一个✓。你可能不见得这三个地方都有不适,但请在每个问题后面选择最合适的选项打勾。如果你在某一方面没有问题的话,那么最合适的选项应该是"没有影响"。

这些部位的不适→ 是否经常影响你↓	膀胱或者尿道	大小肠或直肠	阴道或盆腔
1. 做家务事,例如做饭、打扫、洗衣服?	□没有影响 □有一点儿影响 □相当影响 □非常影响	□没有影响 □有一点儿影响 □相当影响 □非常影响	□没有影响 □有一点儿影响 □相当影响 □非常影响
2. 体力活动,例如散步、游泳或者其他体育锻炼?	□没有影响 □有一点儿影响 □相当影响 □非常影响	□没有影响 □有一点儿影响 □相当影响 □非常影响	□没有影响 □有一点儿影响 □相当影响 □非常影响
3. 娱乐活动,例如看电影或者去听音乐会之类的?	□没有影响 □有一点儿影响 □相当影响 □非常影响	□没有影响 □有一点儿影响 □相当影响 □非常影响	□没有影响 □有一点儿影响 □相当影响 □非常影响
4. 乘汽车或公交离家30分钟以上?	□没有影响 □有一点儿影响 □相当影响 □非常影响	□没有影响 □有一点儿影响 □相当影响 □非常影响	□没有影响 □有一点儿影响 □相当影响 □非常影响
5. 对家庭以外社交活动的参与程度?	□没有影响 □有一点儿影响 □相当影响 □非常影响	□没有影响 □有一点儿影响 □相当影响 □非常影响	□没有影响 □有一点儿影响 □相当影响 □非常影响
6. 情感健康,例如神经紧张或情绪低落之类的?	□没有影响 □有一点儿影响 □相当影响 □非常影响	□没有影响 □有一点儿影响 □相当影响 □非常影响	□没有影响 □有一点儿影响 □相当影响 □非常影响
7. 感到沮丧?	□没有影响 □有一点儿影响 □相当影响 □非常影响	□没有影响 □有一点儿影响 □相当影响 □非常影响	□没有影响 □有一点儿影响 □相当影响 □非常影响